#発達系女子の明るい人生計画

宇樹義子／著

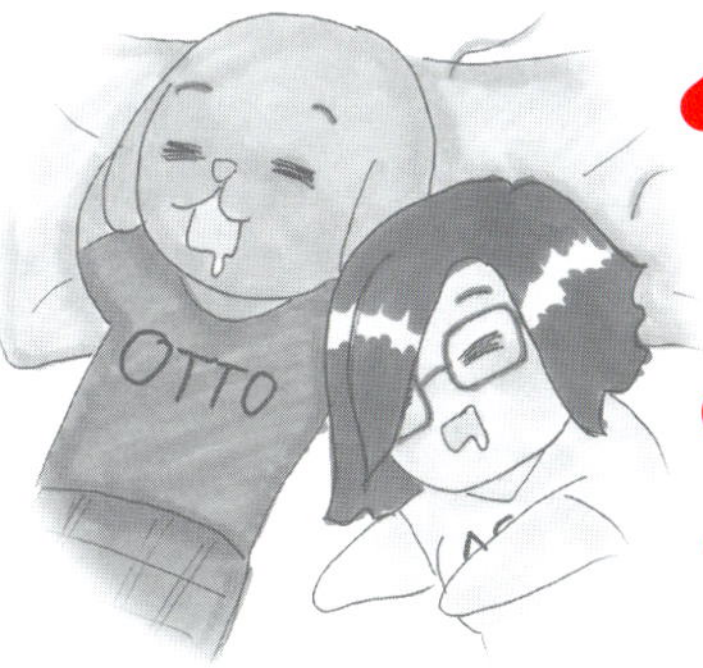

河出書房新社

#発達系女子の明るい人生計画◎目次

#発達系女子の明るい人生計画

はじめに

著者の宇樹義子について

はじめまして。私はこの本の著者、宇樹《そらき》義子《よしこ》といいます。

宇樹は、「大人の発達障害」と複雑性ＰＴＳＤ（＊1）の女性当事者です。１９８０年生まれの39歳。現在は、当事者としての経験を活かして福祉系のライターをしています。ときどきオンラインで、発達障害・精神障害当事者会のようなこともしています。

初めて発達障害を自覚したのは30歳のとき。そののち32歳で、発達障害のひとつ「高機能自閉症」の診断を受けました。医師から複雑性ＰＴＳＤの傾向の指摘を受けたのは36歳のときです。

さて、あなたがいまこの本を手にとっているということは、タイトルやコピーなどになにかの引っかかりを感じてくださったからだと思います。

引っかかってくださった理由は、さまざまでしょう。あなたや周囲の人が発達障害だったり、発達障害を疑われていたりする、あなたや周囲の人が、過去の心の傷を原因として、結婚生活や誰かとの共同生活に苦労を抱えている……などなど。いずれにしろ、いままでの人生について、なにかしらの生きづらさを感じてきた人が大半だと思います。

この瞬間の、本のページを通した出会いが物語っているように、私の人生も順風満帆ではありませんでした。むしろ、波瀾万丈というか、泣きっ面に蜂というか、四面楚歌《しめんそか》というか……ともかく生きづらかった！

小学校のときは、同級生からはいじめを受け、教師からは敵視される。危うい性格の母のいた実家は、毎日を生き抜くだけでせいいっぱい。大学ぐらいから本格的に心身の調子を崩すわ、目上の人はなぜか怒らせてしまうわで、何度働こうとしてもうまくいかない。

結局、実家にひきこもるようになり、出口のない生きづらさにもがく生活を10年ほど続けました。そんな30歳のとき、2010年にようやく、発達障害の自覚に至ります。自覚のきっかけは、意外なところからやってきました。

そして翌年、2011年のこと。3月の東日本大震災の発生と、ある人との出会いをきっかけに、私の人生は思わぬ方向に急転換したのです。

詳細は、ぜひ本編でお楽しみください。

この本について

この本には、30歳すぎまで一人ぼっちでボロボロになっていた発達障害女性の私が、突然に生涯の伴侶を得るにあたってした失敗、取り組んできたチャレンジや、集めてきた情報を詰めこんでいます。

冒頭のふたつの項、「宇樹、30歳過ぎて発達障害の診断を受ける」と「宇樹、『ヤバい家族』のもとに育つ」では、宇樹のこれまでの半生で起きたことを描いていきます。宇樹が30歳を過ぎて発達障害の診断を受けるまで。宇樹が育った家庭の、「ヤバい」母のこと。この本で「#発達系女子」「#生きづら系女子」の生き方についての仮説を語る宇樹義子とはどんな人物なのか、知っていただければと思います。

以下少し、「#発達系女子」「#生きづら系女子」の語について説明させてください。

「#発達系女子」について。

#発達系女子とは、2018年11月に放送されたNHK『あさイチ!』の発達障害特集『気づいてスッキリ! 女性の発達障害』をきっかけに、Twitterで使われはじめたハッシュタグ(＊2)です。「発達系女子」は、診断のない人でも気軽に使えるからか、一部で人気を博しています。私は、「発達系女子」というキーワードをわりと気に入っています。たとえば「カワイイ系女子」「キレイ系女子」などといった、女性誌で使われる感じの言葉と同じノリで、発達障害的な特性や困りごとに言及できる軽快さがあるからです。

発達障害の女性は世間から、「女性『なのに』片づけられない」「女性『なのに』空気が読めない」「女性『なのに』理屈っぽい」などといった目で見られてしまいがちですが、「発達系女子」の軽快さとトレンド感には、そうした世間からの圧力を生き生きと柔軟に(＊3)跳ね返していく力があるように感じます。

ガールズパワーと言ったら古いかもしれませんが、単に、一方的に人から教え導かれたり助けられたりするだけじゃない人たち。いろいろな理由でまだその力が発揮できていないけれど、本来は自分でそういった世間の枠さえ壊していけるような、創造的な力を秘めた人たち。そんな存在として、私たちを位置づけなおしたいと思ったのです。そういった目的で、私は「#発達系女子」をこの本のタイトルに入れることにしました。

「#生きづら系女子」について。

「生きづら系女子」は私による造語です。2019年6月末時点では、まったく同じ語はググってみても見つかりません。

発達障害のある人は、生きていく過程で、いわゆるふつうの人よりも生きづらさやトラウマ（心の傷）を抱えやすいと言われています。コミュニケーションがスムーズにいかなかったり、周囲から誤解を受けたり怒られたりする中で、人生じたいがトラウマティック（心に傷をつけるもの）となってしまいがちなのです。ただ生活しているだけでいわゆるふつうの人よりも多く傷ついてしまいがちなだけでなく、虐待やいじめ、ハラスメントなどの被害を受けやすいともされています。

発達障害者には、性犯罪などの被害に遭う人も多くいます。特性上、悪意のある人に抵抗しづらい傾向があるからです。こうした傾向にはたとえば、言われたことを字義どおりに受け止めやすい、「質問には答えるもの」と思っている、小さいころから叱責されつづけてきた経験から、「人を怒らせないようにいつも相手に従わなければ」と思っている、などがあります。

性被害を受けていてもそれが被害だと気づかない人もいますし、周囲からは性的な行為に同意しているようにも見えるため、二次被害（被害を受けたお前が悪いと言われるなど）まで受けてしまう人もいます。いずれにしろ、それらは私たちの望んだことなどではありません。

発達障害に加えて二次障害（＊4）として、複雑性ＰＴＳＤという、トラウマからくる疾患を持っている私もまさにこうしたタイプでした。実際に現在の夫と安定した関係性を築いていこうとするとき、より大きな壁となったのはむしろ二次障害のほうだったと感じています。

そのためこの本では、「トラウマ性疾患などの二次障害からの回復、生きづらさの軽減」に重点を置いています。この本は、発達障害女性だけでなく、虐待や暴力、いじめになどによる**トラウマを抱えた女性**、そして、広い意味での**生きづらさを抱えるすべての女性**に役立ててもらえるだろう、と私は思っています。

そんなわけで、より多くの女性に気軽に手にとってもらえるよう、「＃生きづら系女子」をキーワードのひとつにしました。読んでくれた人たちがこのハッシュタグでTwitterに投稿するなどといった、私たちのあいだでこれから起こるかもしれないムーブメントの、ひとつのとっかかりとなってくれたらいいな、とも願っています。

さて、「宇樹、第三の離婚危機」までの三つの「離婚危機」章では、私が巻き起こした三回の大きな離婚危機について語っています。恥ずかしいので書きたくなかったのですが、「きっと宇樹さんの失敗から学んでくれる人もいます！」という編集者さんの熱意に圧《お》され、がんばって書きました。どうか有効利用してください（笑）。

五つのメソッド章では、これからの「#発達系女子」「#生きづら系女子」の生き方についての仮説や、役立ってくれそうな情報を書き連ねていきます。8年間の結婚生活での試行錯誤を経てまとまりつつある、「発達障害女性、あるいはもっと広く、『生きてるだけで傷ついてきた女性』が、誰かとともに生きていくには？」を、みなさんと共有できればと思います。

「メソッド2『人生の選択権』を取り戻そう」の75ページからで詳細を説明しますが、私の言う「家族」は、異性同士のいわゆるふつうの結婚やパートナー関係だけを指すものではありません。もっと自由で**広い意味で、人が誰かと親密に関わり、生涯の居場所を見出すようなコミュニティ**のことを指しています。

五つのメソッド章で私がお伝えしたいことは、どれも優劣や順番をつけられないほど重要なものです。相互に密接に関連してもいるので、章として切り分ける過程でとても迷いました。

このため、メソッド章は、特に1章から順番に読んでいく必要はありません。目次を眺めてみて、いちばんグッとくるところだけ拾い読みするのもおすすめです。

この本は全体として、マイクを握りしめて「私もあなたも助けられていいんだーっ！」と訴える、暑苦しい演説(笑)のようになっています。巻末資料は、「演説のあとに会場で配られる詳細な資料」

と考えてください。

巻末資料（183ページ）は、「言いたいことはわかった。さて、実際に私が助けられるためには具体的にいつどうしたらいいの？　どういうことに注意したらいい？」というみなさんの疑問にお答えできるような、すぐに使える詳細な資料・ツールとなっています。これらの資料・ツール類は、生きづらさに苦しむ女性たちの支援にあたられている、監修のソーシャルワーカー、鴻巣麻里香さん（＊5）と協力して作りました。困ったとき、パニックになったとき、急いで状況を打開したいときには、ぜひめくってみてください。

では、どうぞ本編をお楽しみください。この本が、ほんのひとかけらでも、あなたとなにかを共有できますように。

＊1：複雑性心的外傷後ストレス障害《CPTSD》。PTSDとは、生命を脅かすような体験のあとに起こる精神障害のこと。つらい記憶が鮮明によみがえる（フラッシュバック）、不眠や悪夢、イライラ、不安感や抑うつ傾向、解離症状（身体から魂が抜け出たような感覚など）などが出ます。複雑性PTSDは、PTSDのうち、長期間にわたって、あるいはくりかえし、トラウマティックな環境やできごとにさらされた場合に起こるものを指します。

＊2：ハッシュタグとは、同じキーワードでの投稿を検索しやすくするための印のこと。Twitterでは、「#」と半角スペースでキーワードを囲むことで、キーワードをハッシュタグ化することができます。

＊3：ここのあたりについては少し思うところがあるのですが、巻末の「解説」（246ページ～）で監修の鴻巣麻里香《こうのすまりか》

さんがとても上手にまとめてくれているので、興味のある人はご参照ください。

＊4：生まれつきの発達障害を原因として、後天的（生まれたあと）に起きる障害のことです。

＊5：鴻巣麻里香　生きづらさを抱えた人たちの居場所「KAKECOMI」（福島県白河市）発起人・代表。精神保健福祉士、福島県スクールソーシャルワーカー。

【コラム1】大人の発達障害とは

こちらのコラムでは、大人の発達障害について簡単に整理しておきます。もうこれくらいのことは知ってるよ！という人は、読み飛ばしてしまってかまいません。

「大人の発達障害者」は、発達障害者のうち、成人した人を指します。

精神科医などの専門家が精神科疾患の診断や治療のさいに参照するDSM-5（＊6）によれば、発達障害の正式名称は「神経発達障害」といいます。

発達障害の原因はいまのところ、脳の機能の障害であるとされています。現在一般に「発達障害」と呼ばれている障害には、大まかに分けて次のようなタイプがあります。

・自閉スペクトラム障害（ASD）
・注意欠如・多動性障害（ADHD）
・限局性学習障害（SLD）（＊7）

私が診断を受けている高機能自閉症はやや古い分類による診断名ですが、現在の分類ではASDに属します。

ほかに古い分類でASDに属するものには、次の2つがあります。

・広汎性発達障害(PDD)
・アスペルガー症候群

ASDのある人は、コミュニケーション障害(人との交流が不得手)や、周囲から理解されづらい「こだわり」から、孤立におちいることがよくあります。

ADHDのある人は、衝動性からの不用意な言動や、注意散漫からくりかえす忘れ物を悪意と誤解されたりして、やはり人間関係に困難を抱えがちです。

SLDの人は、特性から来る能力のムラを、やはり悪意やサボりと誤解され、心に傷を負うことがあります。

発達障害者の中には、これらの複数の傾向を合併する人も多くいます。どちらかといえば、上記に挙げた分類のうち、もっとも傾向の強いものが診断として採用されるだけで、たとえばASDの人がADHDの傾向も、ADHDの人がASDの傾向も持つことは、むしろふつうのことだといえます。

どの分類の発達障害者の中にも、「感覚過敏」のある人がいます。感覚過敏とは、五感の過敏です。ふつうの人なら気にならない程度の五感の刺激を強く感じるので、ふつうの学校や職場にいるだけでも疲れきって、体調を崩してしまうことがあるのです。

発達障害のある人はこのように、本人の特性と、周囲の人や環境とのズレによって、幼いころからさまざまな生きづらさを抱えがちです。発達障害の特性のせいで子どものころにいじめや虐待を受けたり、トラウマになるような体験をしたりしたことが、大人になってからのさまざまな社会生活上の困難や、精神疾患の原因となることもあります。

このような、発達障害をきっかけとして起こる、人生上の困難や精神疾患のことを、「二次障害」といいます。二次障害は薬物療法や精神療法などによってほぼ完治させることも可能ですが、本人がもともと持っている発達障害じたいの脳機能のアンバランスに関しては、いまのところ対症療法的な対策しか存在していません。

大人の発達障害を疑って診察を受けにいった場合、診断がおりる、おりない（グレーゾーンと呼ばれる）、本人と医師との合意であえて診断書を書かないなど、さまざまなケースがあります。

＊6：精神疾患の診断・統計マニュアル第5版。2013年にアメリカ精神医学会が発表。

＊7：自閉スペクトラム症、注意欠如・多動症、限局性学習症とも（DSM-5による）。

プロローグ
宇樹の生きづらかった半生

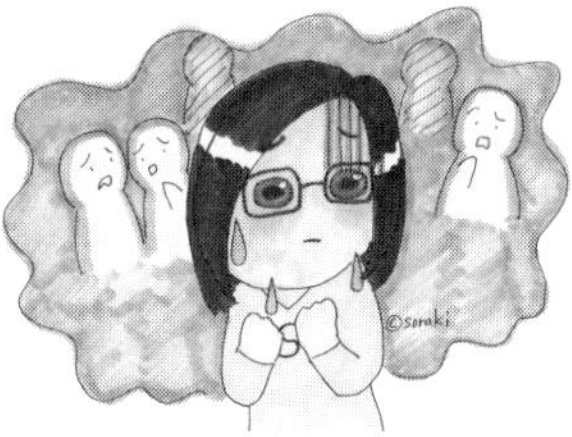

宇樹、30歳過ぎて発達障害の診断を受ける

宇樹は、実家にひきこもっていた30歳のころにようやく発達障害を自覚し、結婚後の32歳で診断を受けることになります。自覚のきっかけは、予想外な方向から舞い込みました。

発達障害自覚前夜の苦しみ

私のひきこもっていた実家は、なかなかに過酷でした。もともとどこか危なっかしい性格だった母が、家族を大きく振り回すようになったのです。

彼女は最終的には、妄想性障害という精神疾患の診断を受けることになりました。彼女の、娘の私への精神的な依存は、私にはとても苦痛なものでした。しっかり社会適応していた父と兄が、仕事を理由に家を出てしまったあとは、私はたった一人で母と暮らすことを強いられたのです。私も逃げ出せればよかったのですが、当時無自覚ながらも発達障害を抱える女性だった私は、気づいたときには「逃げ遅れてしまっていた」のでした。

母に昼夜問わず家の中を追い回されて、延々とわけのわからない主張をぶつけられ、出かければ何十回と携帯に着信が入る。こうした環境下で、なんとか自活して逃げ出そうと、必死に新し

い職を得ては倒れて辞める……。こんなことをくりかえす中で、すべてのことが悪循環におちいっているようにも思えました。

※母のことについて、詳細は「宇樹、『ヤバい家族』のもとに育つ」（28ページ）「宇樹、駆け落ち『白馬の王子様』が舞い降りた！」（55ページ）をご参照ください。

それで、なにか打開策があればと、都内のある鍼灸院に行くことにしてみたのです。当時まだニッチだったTwitterで広報活動をしていた、なにやら先進的な雰囲気の鍼灸院でした。

聴覚過敏から発達障害を自覚

鍼灸院で初回問診をしてもらっていたら、先生が「あなたは耳が聞こえすぎなんじゃない？」と言います。なんでも、ふつうの人なら聞こえないはずのエアコンの動作音につられて、声が大きくなったり小さくなったりしていた、とのこと。

そうかもと答えると、「私自身も同じ傾向があるから気づいたんだけど、こういうのは聴覚過敏といって、感覚過敏の一種。私は医者ではないから診断は出せないけど、一般に、感覚過敏を持っている人は発達障害の可能性がある。自分で調べてみて」と言われました。

私は当時、発達障害というと、ダスティン・ホフマンとトム・クルーズ出演の映画『レインマン』に出てくるような、スムーズにしゃべることができなくてオウム返しする人や、一瞬ですごい計算ができるような特殊能力を持っている人（サヴァン症候群といいます）のことだと思っていました。だからまさか、自分が発達障害だなんて思いもしなかったのです。

しかし、「感覚過敏 発達障害」などで検索すると、以下のような話がたくさん出てきます。

「高機能群と呼ばれる発達障害者の中には、学校の成績がよいために高学歴を獲得するが、大学生活や就職活動などで挫折し、その後ひきこもり状態になったり、精神疾患を発症したりする者も多い」

これ、まさに私じゃないか！　と、目からウロコが落ちました。

すべてが一本の糸でつながる！

間違いない。私には確かに高機能群の発達障害がある。そう納得してすぐに、私は当時の精神科の主治医に報告に行きました。第二新卒ぐらいのころに重いうつ状態になってからのつきあいなので、もう5年以上診てもらっていた先生です。

先生は膝を打ってこう言いました。

「なるほど！　どうりですっきりと診断のつかない人だと思っていたんだ。僕は専門じゃないから診断は出せないけど、あなたには確かに発達障害があると思う。あなたに感覚過敏やコミュニケーション障害があるのもおそらく間違いないでしょう」

先生は私のことを、「統合失調症の病前性格」、当時で言うところの境界例だと見立てていたとのこと。先生はその見立ての理由として、私に「ほかの人には自明《あたりまえ》であることが、説明してもらわないとわからない」傾向があったことを挙げました。

たとえば、「社会生活の中では、事実を明らかにしてはいけないこともある。就職試験の面接では、たとえそれが事実であっても、志望の理由を『ここは将来安泰だと聞いたから受けました』と言ってはいけない」といった、誰もはっきりとは説明したことのないルールを、私は一度説明してもらわなければ理解できなかったのです。

「『ほかの人には自明であることが、説明してもらわないとわからない』。これを『自明性の喪失』といい、これがあると僕の専門分野（若年者の精神病）ではまず統合失調症を疑うんです」と先生は説明しました。

いま「自明性の喪失」でインターネット検索すると、統合失調症と同じくらいに発達障害の記述も出てきます。また、この自明性の喪失の概念は、いま発達障害者に指摘されている「暗黙のルールを理解できない」コミュニケーション障害の傾向とほぼ同じに見えます。

しかし、いまから10年ほど昔で、発達障害の概念があまり知られていなかった当時は、たとえ有能な先生でも統合失調症しか思いつかなかったのも当然だと思います。正確な診断には至らなかったにしろ、性急に間違った診断を下すのでもなく、丁寧な面談を続けてくれていた先生には、感謝しかありません。

ヘレン・ケラーが「水」を理解した瞬間のように

信頼する先生からのお墨つき（？）を得た私は、つらつらとそれまでの自己理解の歴史を思い出しました。

思えば、物心ついたころから漠然と生きづらくて、「私はどこかおかしいのではないか」と感じてきた私。90年代末にダイアルアップ接続でインターネットに接続するようになって以降10年ほど、精神障害系の自己診断チェックリストなんかにアクセスしまくったっけ。

ボーダーライン（境界性人格障害）はとても気になったけれど、どうもしっくりこない。自閉症に当てはまる要素はあるものの、先に書いたとおりやはりぴったりこないところがある。私が育ったのはいわゆる機能不全家族で、自分は生育歴に関連したトラウマを抱えるＡＣ（アダルトチルドレン）だろう、と当たりをつけましたが、どうもそれだけではない気がしました。

そののち私は、二十代後半でＨＳＰ（Highley Sensitive Person：高度に敏感な人（＊8））の概念を知ることになります。五感や感情がほかの人よりも敏感で、とても疲れやすく、ふつうの環境に適応できないこともあるというこのタイプには、自分はかなり当てはまると感じました。同時期、教習所の運転適性検査で「注意力が非常に散漫」と出たり、簡単にできるだろうと思っていた運転がものすごく苦手だったことに気づくという経験もし……。

なんだろう、私はやっぱりどこかおかしい。勉強もできるし五感も感情も鋭敏だけど、なんというか、人間全体として見たときのバランスがおかしい……。

そんな、自分についてのモヤモヤとした理解や知識がコップのフチぎりぎりまで溜まっていたタイミングで出合った、「感覚過敏　発達障害」というキーワード。それは、ヘレン・ケラーが何百度目かに水に触れたあるとき「ウォーターーー!!」と叫んだ瞬間のように、電撃的な気づきと世界の再構築を、私にもたらしたのでした。

「障害者としての人生」を歩み始める

２０１１年の東日本大震災のあとに31歳でいまの夫と結婚した私は、32歳の夏、移住先の心療内科で発達障害の診断を受けました（結婚と移住の詳細は「命がけの駆け落ち」58ページ）。

その心療内科へは、震災や実家関連のＰＴＳＤの治療をするために訪ねたのですが、先生がたまたま発達障害の診断もできる人だったのです。生育歴や先の主治医から言われたことなどを話すと、初診で「高機能自閉症」との診断をくれました。

三十余年、健常者のつもりで生きてきた私への、あっけない診断。30歳のときに自覚はしていたものの、自覚と、医師からの診断はやはり重みが違いました。

診断に戸惑い、将来への見通しが持てずにどっぷり落ち込んでいた私に「障害者として生きるのもまんざらではないな」と思わせてくれたのは、支援者の存在です。

診断を受けた年の秋、私は「障害者就業・生活支援センター（通称：ナカポツセンター）」というところに電話をかけました。「自分が障害者なのはわかった。なら、身の丈に合った仕事が見つかれば」という気持ちでした。

私はいつも周囲から怒られたり気味悪がられたりしながら生きてきたので、そうとうビクビクしながら電話をかけたのですが、そこの支援者の方の電話応対に、私は心洗われるような思いをします。

「お話、お聞かせくださりありがとうございます。とてもお困りなのですね。いままで本当におつらかったでしょう。数ある中から私どものところを選んでご連絡くださり、ありがとうございます。ぜひ支援させていただきます」

えっ、どういうこと？　迷惑がられこそすれ、人からお礼を言われることなんてなかった私が、短いやりとりの中で二回もお礼を言われるなんて。しかも、「私を助けて」っていう電話で……。突然にすごい温かさに触れて驚いた私は、電話を切るとその場にへたりこんでしまいました。

彼らはすぐに数人でチームを組んで、私の支援にかかりました。「車に乗れないし、バスに乗るのも慣れていません」と言うと、車で家まで来てくれました。最初は障害者向けの就労支援施設をすすめてくれましたが、私に合ったものが当面見つからないとなると、「では障害年金の申請にチャレンジしましょう」と、書類づくりを全面的にサポートしてくれました。

私には、小さなころからの経験もあって、それまで人を信頼したことがほとんどありませんでした。でも彼らは、「こんな私」のためにわざわざチームを組んで、ごくあたりまえの顔をして端から端まで支えてくれます。私がいままで出会ってきた人たちのように豹変することも、見返りを期待してくることもありません。私はこうして、「この世には信頼しうる人がいる」と知ったのです。

彼らの支援のかいあってか、障害年金の申請は無事に通り、翌年の6月から、年に60万円ほどが支給されるようになりました。私はこの障害年金のおかげでようやく、自分のトラウマケアのための本や治療にお金をかけられるようになり、自分でも驚くほどの回復を遂げて現在に至ります。

宇樹、「ヤバい家族」のもとに育つ

宇樹は、「ヤバい家族」のもとで育ちました。

私は物心ついたときから、さまざまな心身の不調を感じていました。四半世紀ほどの年月を経た2017年、精神科医から、小学校時代の教師から受けた身体的暴力も含め、生育過程の環境を原因とする複雑性PTSDを指摘されるに至ります。

以下では、私のメンタルヘルスに特に大きな影響を残した、母のことを紹介します。

母、夢見る夢子ちゃんから、妄想の世界の住人へ

母は、2018年夏から介護サービスつき高齢者住宅に入居しています。

母には2017年以降会っていませんが、「私は狂っていないから」と言って薬を飲んでくれず、スタッフの方々が難儀していると聞いています。

母の半生はそうとうにストレスフルだったと思います。彼女の父母（私の母方の祖父母）や夫（私の父）、姑（私の父方の祖母）との関係性にもかなりの課題があったらしいのもそうですが、なにより、「100%以上の力をふりしぼって、フルタイムで働きながら、子どもを産んで育て

ようとした」。これが、彼女を決定的に追いつめたように思えます。

母は、いつも夢の中を生きているように見えました。彼女にとってあまりにハードな現実を生き抜くには、そうするしかなかったのかもしれません。彼女のこうした、夢の世界に逃避しがちなところが徐々に妄想傾向につながっていったのではないかと、私は考えています。

母は、幼かったころの私のことを、「自分の自由にできる可愛いお人形」と思っていたフシがあります。趣味に合わないフリフリの服を着せられたり、突然赤ちゃん言葉でしつこく猫かわいがりされたりして、とても気持ち悪かったのを覚えています。

いっぽう、私が成長していくと、母にとっての私の役割は、親がわりや恋人がわりのようになっていったようにも見えました。夜ごとに部屋に入ってきて一緒に寝たがる、「ねえ、私の膝に乗って。あなたの体温と重みを感じたいの……」とか言う、お風呂に呼びつけて「お願い、背中流してぇ。小さいころにおばあちゃんにやってもらったのぉ」と言う、などといったことは日常茶飯事でした。

母には、ものをどんどん溜めこんでしまう癖もありました。本や雑誌などを溜めこみ、家族が処分しようとすると激しく怒ります。家はだんだんに荒れていきました。同時に彼女には、テレビで言っていることを鵜呑みにして不安でいっぱいになり、誰にもどうにもできなくなることも増えていきました。

２０１１年の東日本大震災を機に、母の不安がりなところは、いよいよ私の手に負えないほどになりました。どれだけ、車にガソリンは十分入っている、トイレットペーパーが世の中で不足することない、と説明しても、ガソリンを入れてこい、トイレットペーパーを買ってこい、と言って聞きません。どこからか「水が危険だ」と噂を聞いてきて、近所の赤ちゃんがいるおうちに「きれいな水が余ってたら分けてくれ」と頼みに行ったときには、私もさすがに途方に暮れました。

宇樹が駆け落ちを決めた日のこと

震災2カ月後、5月のある日のこと。私はこの日のできごとを機に、ある男性（いまの夫）のところへの駆け落ちを決めるに至ります。

私はその日の夜、ドアに鍵をかけてお風呂に入っていました。すでに母は、私がトイレに入っていようがお風呂に入っていようが、深夜の3時で寝ていようが、ためらいなくドアを開けて入ってくるようになっていたからです。

お風呂に鍵がかかっていることに気づいた母は、激しく怒りました。ドンドンガタガタとドアを叩き、揺さぶり、大声で叫びます。

「なんてことをするの!!　ひどい!!　壊してでも開けるよ!!」

私は強い恐怖を覚えました。このままでは近いうちに私が母に殺されるか、私が母を殺してしまうか、互いに殺しあうかになる、と思ったのです。

実家は関東だったのですが、私にとっては、物流の滞りや計画停電、原発のメルトダウンの発覚など、震災のもろもろの影響による強い不安も限界に達していました。

詳細は「宇樹、駆け落ち『白馬の王子様』が舞い降りた！」（55ページ）に書きますが、私はこうして、いまの夫のところに身を寄せることになったのです。

＊8：1996年にエレイン・N・アーロン博士が提唱した概念。この概念自体にはそれなりに意義もあるといえますが、現時点では精神医学的な診断名とはなっておらず、十分に研究が進んでいるとはいえません。最近、発達障害という診断名に抵抗のある発達障害当事者を、HSPの人が持つことがあるとされる特殊能力のような面を強調することで惹きつけ、怪しい民間療法などに引き入れようとする動きが出てきています。詐欺やカルトについては「メソッド4　詐欺やカルトから軽やかに逃げよう！」（116ページ）で説明していますが、どうぞ十分にご注意を。

メソッド1
脱出しよう、つながろう

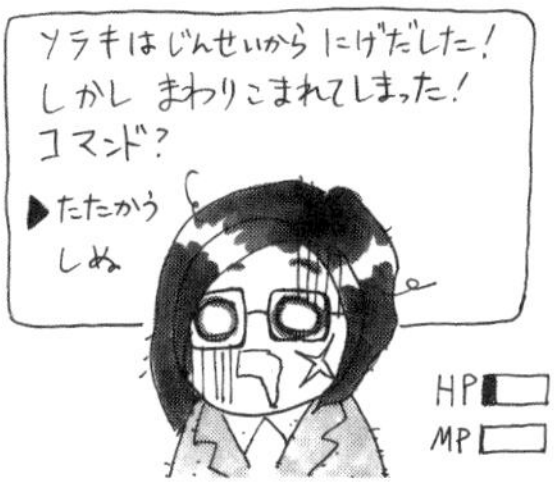
ソラキはじんせいからにげだした！
しかし まわりこまれてしまった！
コマンド？
▶たたかう
しぬ
HP
MP

発達障害者や生きづらさに苦しむ人の中には、まずは現在の環境から離れて生活を立て直す必要のある人もいます。先の章にも書いたとおり、実家時代の私もまさにそういったタイプでした。安心して暮らせない実家暮らしをしている、経済的にも生活習慣的にも不安な一人暮らしをしている、加害的なパートナーなどと離れられないなど、つらい環境に暮らしている人はたくさんいるでしょう。

なんとかして、つらい環境を脱出する糸口を探しましょう。情報さえあれば、必ず糸口は見つかるはずです。

この章では、情報やそのとっかかり、支援者などの専門家とつながることの重要さについて解説しますが、「とりあえずいま脱出するために私がどうしたらいいのかを知りたい！」という人は、まず巻末資料の「ヤバいときはまずこれを見よう！『つらい環境脱出のための行動フローチャート』」（183ページ）をめくってみてください。きっとお役に立てることと思います。

「情報のとっかかり」をつかめば、脱出は可能！

まず強調しておきたいのは、**ともかく情報を得ることが大事！** ということです。

私自身の経験と、ウェブ記事の読者の方などから相談を受けた経験、集めつづけてきた情報を総合して、私は、「いま現在どれだけ追いつめられている人でも、十分な情報を得ることさえできれば、つらい現状を好転させることはできる」と信じています。

最初から一人で十分な情報を得ようと気負う必要はありません。というか、たった一人で自分に必要な情報のすべてを得ようとするのは、たとえ障害のない人であっても難しいのではと思います。

逆に言えば、「情報を得るためのとっかかり」をつかみさえすれば、そこから芋づる式で可能性が広がっていくのです。

私の言う、「情報を得るためのとっかかり」とは以下です。

・本
・支援者
・インターネット

本、支援者、インターネットのどれが特に優先だとか、優れているとかいうことは、いちがいには言えません。

たとえばインターネットは、即時性や、草の根的情報との出合いの可能性、自宅から出ずに（インターネット環境構築のコスト以外は基本的に）無料でアクセスできる利便性、SNSがそのまま居場所にもなりうる特性に優れています。しかし、インターネットは、情報の信憑性ではほかに劣りますし、ネット依存におちいったり、うっかり危険な人間関係におちいったりのリスクはどうしても大きくなります。

本は基本的に有料ですし、通販を使わない場合は本屋まで出かける必要があります。即時性や草の根性、コミュニティ性でインターネットに劣ります。しかし、本は基本的にインターネットよりも高い信憑性が確保されていると言えるでしょう。

支援者は、即時的であるだけでなく、当事者本人にぴったり合った個別的な情報を提供してくれます。場合によっては家まで来て支援してくれたり、病院などへの送迎や付き添いもしてくれたりします。

ただし、支援者とつながるには「支援機関に連絡をとる」という積極的アクションが必要なため、本人の中で、「自分は支援が必要なのだ」「支援してもらいたい」という意志が固まっていたほうがスムーズでしょう。この意志のベースとして、本人が自分の障害なり、置かれている現状なりについて、ある程度理解や受容をしておく必要があるかもしれません。

自分のそのときどきの状態をみながら、三つのとっかかりを並行的に使っていくのが、個人的にはおすすめです。

脱出はいつからでも遅くない！　まずは今日を生き延びて

私が初めて支援者とつながったのは、32歳の秋でした。発達障害の診断からは数カ月、自覚からは2年、ひきこもりがちになってから数えると12年、小学校への適応の難しさに苦しみはじめたところまでさかのぼれば、25年ほどの月日がかかっています。

読者のみなさんの中にも、「発達障害だったけれど自覚や診断が遅かった」「精神障害の自覚や診断には至ったけれど、支援を受けることに踏み出せない」「メンタルの不安定さには気づいているけれど、誰かに助けを求める勇気が出ない」という人は比較的多いのではないかと思います。

私の場合、なぜ支援者に連絡をとるまでにこれほどに時間がかかったんだろう、と思い返してみると、ともかく「情報が少なかった」ことが思い当たります。

情報が一カ所にわかりやすく集まっていないだけで、探しさえすればいくらでも支援者や支援制度は見つかる、ということ。障害者であることや病に苦しんでいることは「絶望」などでは決してなく、障害・病=絶望というイメージは世間の誤ったスティグマ（負の烙印）にすぎないこと……。実家時代の私も、診断を受けてから落ち込んでなにもできなかった数カ月間の私も、そうしたことをまったく知りませんでした。

たとえば、20歳ぐらいで、ひきこもりはじめたぐらいの私の手元に、自分がいま持っているほどの情報があったら。私はきっと、10年ものあいだ深刻に苦しむはめにおちいることなく、いろいろな支援者や支援制度、医療とつながり、10年早く、つらい環境から脱出していたでしょう。そう思うと本当に悔しいです。

けれどそれは逆に言えば、**情報さえ、あるいは情報へのとっかかり（本、支援者、インターネッ**

ト）さえあれば、つらい環境からの脱出はいつからでも可能だということです。

私の脱出劇は30歳を過ぎてから始まり、39歳のいま、いろいろな人たちとさまざまなつながり方をしながら、とても充実した日々を過ごしています。

これは私の勝手な願いでもあるのですが、いまのあなたがたとえ何歳でも、どれだけ絶望的な状況でも、この本を手にとり、情報を手に入れられたなら、きっと大丈夫。あなたはもう、「一人ぼっちの孤立無援」ではないはずです。いまこの瞬間、死にたくても、家族を殺したくても、将来の見通しが立たなくても、どうか諦めないで、今日を生き延びてほしい、と思います。

「とりあえず今日だけ生き延びる」をくりかえしているうちに、ゆっくりとでも世界は変わっていきます。支援も医療もセラピーも進化するし、私のような、一歩だけ先を歩いているような著者の本も出る（笑）。世間には思わず絶望してしまいそうになるニュースも多いけれど、諦めずに生き延び、情報を得つづけさえすれば、私たちが助かる確率はだんだんに上がっていくと、私は考えています。

私もこの本を、少しでもあなたの役に立つ情報源のひとつにするために、最大限の力を振り絞っています。四つの巻末資料（183ページ）は、切羽つまった状況のときにもすぐに役立ててもらえるよう、監修の先生とともに特に力を入れて作ったものです。ぜひ使ってみてください。

インターネットは私たちの強力なヘルプツール

発達障害者は人口のおおよそ一〇人に一人と言われているので、私たちは発達障害者だというだけでマイノリティです。その中でも、女性の自閉症者は男性のおおよそ四分の一から三分の一というデータ（＊9）もあり、女性の発達障害者は「マイノリティの中のマイノリティ」である可能性があります。

こうしたことから、発達障害女性は、インターネットを離れた世界では、似た特性や似た環境の人と出会える確率が特に低いと思われます。

しかし、Twitter などのSNSでは全国から人が集まっているので、いままで出会えなかった仲間に出会える確率がはるかに上がります。SNSはもろもろのリスクには十分警戒して上手に使う必要がありますが、インターネットは、情報のとっかかりや居場所としてかなり役立ってくれます。

私自身、ひきこもりで家から出られなかった二十代以降、居場所や必要な情報はすべてインターネット経由で得ました。

思えば、ひきこもりがちになってからのパートナーや友人はすべて、ブログや mixi、Twitter といったSNS経由で得たものです。SNSでの最大の幸運は夫との出会いでしたが、以降、ライターの仕事も、Skype セッションをしてくれるセラピストとの出会いも、私はすべてインターネットを通して手に入れてきました。

感覚過敏などの特性のため、外出することに高いハードルのある私にとって、人との出会いがインターネット経由であるかどうかはまったく問題ではありませんでした。むしろ、接したくもない無理解な人と接してボロボロになるリスクを回避しつつ、もともとある程度通じあう要素の見てとれる人を探し出して交流できるため、インターネット空間は私にとって唯一の社交場だったと言えます。あらゆる意味で、インターネットは私のライフラインなのです。

私が情報をインターネット上に求めるようになったのは1999年、Twitterで仲間を求めはじめたのは2007年ぐらいのことでした。当時もそうでしたが、現在でも、当事者に必要な情報や仲間はあちこちに散らばっています。基本的なインターネット検索技術やリテラシーを身に付けて、上手に情報や仲間とつながれるようにしましょう。

発信しよう、求めよう、さらば与えられん

私がなぜ、ここ十余年のあいだのインターネットで、よい仲間やパートナー、セラピストなどに出会うに至ったかは、本当に申し訳ないのですが、「どんな時代の誰にでも必ず再現できるようなハウツー」をまとめることはできません。昔のTwitterがいまほどには普及しておらず、もう少し牧歌的な雰囲気のところだったことも関係しているかもしれません。

ただ、いま思えば私は、SNSではひたすらまっすぐに、「このように苦しい」ということだけ書き連ねていた傾向があったとは言えます。

苦しい、苦しい、死んでしまいたいぐらい苦しい。でも、本当はどうにかして助かりたい。この声がどこかにいる誰かに届きますように……。そう祈るようにして私は発信を続け、結果的に、同じような感じで誰かを求めていた人たちとつながることになったのです。

いま苦しんでいることについて発信することは、いまの自分を助ける行為であると同時に、将来の自分への投資にもなりえる行為なのだと、いまは思います。

それは、おそらくこういうことです。

モヤモヤを言語化して発信しつづけるうちに、自分自身やそれを囲む環境のことがわかってくる
↓自分で自分を助ける方法がわかってくる
↓他人に助けてもらう方法もわかってくる

苦しみを発信する仲間たちと助けあうつながりは、互いにとって役に立つだけでなく、その場じたいがみんなの居場所となりうる力を持っています。私も、Twitter を始めた当初からの仲間たちとは現在でも、ときには家族ぐるみの濃密な交流があり、愚痴を言いあったり情報交換したり励ましあったりと、大切な親友としてつながっています。

マイノリティの生きづらさの一部は、本人がなかなか自分の苦しみについて語ることができないこと、本人の語りを聞き届けてくれる場がないことにあると思います。そういった面のセルフ

ケアの意味でも、ＳＮＳをうまく使って自分のライフログ（生活の記録のデジタルデータ）を残しておくことは有益だと言えるでしょう。

ライフログは、あとで振り返れば自分についての学びや癒やしの材料になります。それだけでなく、日記をつけて毎日のように自分を振り返ってみる行為じたいが精神衛生上プラスになるということも言われています。

できあがったライフログは、のちのち公的助成の受給を申請するなどで、生育歴や通院歴などの情報が必要になったときにも役に立ちます。誰かから虐待などの被害を受けている場合は、被害を訴え出るさいの資料にもなるでしょう。

というわけで、発信しましょう。祈るようにして、発信しましょう。常に、自分が楽になることと、癒やされることを実感できるような方法で。このような発信であれば、少なくともいまより悪いことにはならないはずです。

ただ、最近のTwitterは拡散性が高くなりすぎているきらいがあります。ふとつぶやいただけのことが予想外に拡散されたりして逆にストレスになるリスクもあるので、鍵つきのアカウント（非公開アカウント、自分が許可した人のみがツイートを読める）から始めてみたり、あえてTwitterやＳＮＳに書かず、手元のＰＣだけにストックしたりなどの工夫をしてみるのもおすすめです。

Twitter依存や、Twitterでの炎上のリスクについては、ＰＴＳＤのFight状態について知識を身に付けておくとよいでしょう。詳細は「メソッド3『自分磨き』よりも『自分許し』をしよう」の99ページからで説明しています。また私が一時期Twitter依存におちいった経験については、「宇樹、第二の離婚危機」(105ページ)で語っています。

ググり力をアップしよう!

インターネットにはたくさんの有用な情報が転がっています。「どこかに問い合わせの電話をかける」ことにハードルの高さを感じる人や、自由になるお金がなくて本を買ったりできない人にとっては、キーワードを入力して検索するだけでいくらでも必要な情報をたどっていけるインターネット検索は、夢のようなツールと言っていいでしょう。

ただ、インターネットにはあまりに多くの情報が集まっています。その情報の質は玉石混交です。粗悪な情報が、よい情報よりも上位にヒットするのもままあること。粗悪な情報をうまく排除し、よい情報を効率よく手に入れる方法を身に付けておきましょう。

◎支援機関や医療機関を探すときは「かためのキーワード+自治体名」を使おう

まず覚えておいてほしいのが、**支援機関や医療機関を探すときには「かためのキーワード+**

自治体名」を使って検索することです。

たとえば、現在お金に困っていて助けを必要としている女性が、「お金ない 女性 助けて」と、心の叫びそのままに検索したとしましょう。するとヒットするのは、恋愛系のまとめサイトの「男性に愛される女性になって助けてもらおう」みたいな記事だったり、レディースローンの広告だったりと、大半が粗悪な情報になってしまうのです。

しかし、たとえば「貧困 女性 支援 東京都」と検索すれば、東京都にある、しっかりした女性相談窓口のページが上位にたくさんヒットします。

同じように、自分が発達障害か確かめたくて医療機関を探している人の場合、「発達障害 チェック」よりも、「発達障害 診断 東京都」で検索したほうが、有用な情報に行き当たる可能性が高くなります。

このように、Google や Yahoo! などのインターネット検索は、「かためのキーワード ＋ 自治体名」で検索すると、良質な情報に行き当たりやすくなります。これは、しっかりした機関ほど、ページに「かためのキーワード」を使う確率が高く、また、自治体名を入れれば、その自治体を管轄している公的機関や医療機関が引っかかる可能性が高くなるからです。

以下に、「かためのキーワード」への言い換え例を列挙しておきます。以下を参考に、あなたがほしい情報のキーワードを、役所の人や医者ならどう表現するかを考えて、キーワードを選んでみましょう。

大人→成人
助けて→支援
チェック→診断
お金がない→貧困
治す→治療
ところ→機関、窓口
逃げたい→シェルター
殴られる→DV
ブラック→人権

◎信憑性の高い情報を集めたいときは、ドメインやファイル形式での絞り込みを

統計データや論文など、信憑性の高い情報をじっくり読み込みたいときには、ドメイン(インターネットアドレスの一部、.co.jpなど)やファイル形式(Microsoft Wordファイルなら.docxなど)をキーワードの末尾に加えて絞り込むのも効果が高いと言えます。

.pdf→PDFファイル。論文や統計資料などの本文が多いファイル形式
.go.jp→日本の省庁が多いドメイン

.ac.jp → 日本の大学が多いドメイン

たとえば、発達障害者の男女の割合についての論文や統計資料を読みたいときは、「発達障害 男女 割合 .pdf」で検索すれば、論文や統計資料などがヒットします。その中で省庁のページにあるものだけ見たい場合は .go.jp 、大学などの高等教育機関のページにあるものを見たい場合は .ac.jp をつければ、さらに情報を絞り込むことができます。

◎情報の信憑性を確かめたいときは、「インチキ」「詐欺」「トンデモ」「被害」などをつけて

世の中には残念ながら、困っている人をだましてひと儲けしようという業者があふれています。なにか画期的に見える治療法などを目にしたときは、まずは疑ってかかるほうが安全です。その治療法などが信憑性を欠いたものや詐欺的なものである可能性を前提にインターネット検索してみましょう。

発達障害への「◯◯療法」の効果の信憑性を確かめたい場合、以下のようなキーワードでインターネット検索します。

発達障害 治療 ◯◯療法 インチキ
発達障害 治療 ◯◯療法 詐欺

発達障害 治療 ○○療法 トンデモ
発達障害 治療 ○○療法 被害

最近は、「○○療法はインチキなの？」といったキーワードで釣っておいて、開いてみると○○療法のよいところばかり書いてある、という手の込んだ記事も出てきています。しかし、だいたいの場合、上記のようなキーワードで検索すると、怪しい療法には、十分なエビデンス（＊10）のある療法よりも多くの件数のページがヒットします。

たとえば、「エビリファイ」という薬は、発達障害の症状コントロールに使われる薬で、医師により多くの発達障害者に処方され、効果を上げています。試しに「エビリファイ」に「インチキ」をつけて検索してみましょう。

私の環境で「発達障害 治療 エビリファイ インチキ」で検索すると、２０１９年６月現在、ヒットするのは９件です。

いっぽう、すでに発達障害への効果が否定されている「キレート療法」に「インチキ」をつけて検索してみるとどうでしょう。私の環境で「発達障害 治療 キレート療法 インチキ」で検索すると、５万２千件ほどがヒットします。

インターネット検索はこのように、ヒットしたページの内容を見るだけでなく、「ヒットするページの件数を比較する」という使い方もできるのです。ぜひ覚えておいてください。

ただ最近は、業者の側が検索エンジンの穴をうまく突いて、マイナスな情報がネット上で目立たないように工夫した結果、「インチキ」などのキーワードをつけて検索した場合にごくわずかな情報しかヒットしないようになっている怪しい療法もあります。このため、**上記のような検索方法もインチキ避け対策としては万全ではない**ことも覚えておいてください。マイナスな情報のヒット数を確認するだけでなく、ヒットした記事の内容もあわせて総合的に精査しつつ、次の節の内容も参考に。

◎新しい治療などを始めるときには必ず医師や支援者に相談を

残念ながら、なにかの療法やクリニックなどが怪しいかどうかの判断は結局のところ、総合的な文脈を読んで行うしかありません。状況や本人の状態についての丁寧な聞き取りや、十分な背景知識・経験も必要です。「怪しいか否か」「この人がこれを試してもいいか」は、素人が生半可に口に出せる範囲のことではなく、専門家の範疇のことなのです。

というわけで、ここで、「まずは医療や支援とつながっておくこと」の重要性を強調したいと思います。

発達障害や二次障害の治療にあたっては、必ず、かかりつけの医師や信頼できる支援者といった、知識経験が十分で、あなたの状態をよく知ってくれている専門家に報告・相談したうえで判

断しましょう。特に、「発達障害じたいが治る・軽くなる・薬がいらなくなる」ことをうたう療法や療法家には注意（＊11）し、主治医や支援者に相談することです。

私は、現在十分なエビデンスのない新しい療法も含め、いろいろな療法を試してきましたが、かかりつけの心療内科への月に一度の通院は欠かさないようにし、「こういうことを試しますが、おかしくなったら引き戻してくださいね」とお願いしています。

このように、なにかあったときにすぐに相談できるよう、医療や支援とはできるだけ早くつながっておくことが必要です。巻末の「ヤバいときはまずこれを見よう！『つらい環境脱出のための行動フローチャート』」（183ページ）も、まずは医療や支援とつながることを重視したつくりになっています。

悲しいことに、医者や支援者といった専門家の中にも、怪しい人や、怪しい療法に染まってしまっている人がいます。知識経験や観察力が十分でなく、頼りにできない人も。むしろ、こうした「ザンネンな専門家」に頼ってしまったことで、芋づる式に怪しい療法にハマッてしまったり、傷ついて無支援環境に戻っていってしまう人が多いように思えるくらいです。

悲しがっていてもしかたないので、巻末資料の230ページからに「ザンネンな支援者・専門家を見抜くためのチェックリスト」をつけました。ぜひ参考にしてください。

◎「情報の勝ち組」になろう

インターネットの普及によって、世の中の知のありかたは変わってきています。これから強いのは、「情報・知識を持っている人」ではなく、「情報・知識の手に入れ方を知っている人」だとも言われています。

私は、二十代からのひきこもりの10年間以来、「PCの前に座っているだけで最大限の情報を手に入れる技術」を磨いてきました。発達障害のない人が、あちこちに電話をかけたり人脈をたどったり、出かけたりお金をかけたりして情報を手に入れていたあいだ、そういったことのできない私は、自分の特性とネット社会に最適化した知の技術を身に付けてきたのです。

常時接続のインターネットが普及した世界では、まるで人の脳は限界をなくしたかのようです。都会に住む人ならコンビニを自宅の冷蔵庫のように扱えるのと同じように、ITリテラシーを持つ人なら、インターネット上の情報倉庫を、自分の脳みその延長のように使うことができるのです。

私のような、単なるいち発達障害者が、少し検索すれば、発達障害についての最新の論文を無料で読むこともできる。全身に脂汗をかきながら問い合わせの電話をかけたり、図書館の窓口に出向いて司書さんにお願いしたりしなくても、たくさんの情報を手に入れることができるのです。

使う媒体は、PCでなくても、iPhoneでなくてもいい、Androidの格安スマホでもいいのです。余裕のある人だけでいいので、インターネット上の知とつながり、情報の勝ち組を目指してみましょう。支援者や専門家でも、インターネットを使いこなせずにちょっとした損をしている人は多いので、支援者や専門家を巻き込んで一緒に学ぶのもおすすめです。

たとえば、「ネット検索でデータ量がかさむと通信量が心配」という人は、画像や動画をできるだけ読み込まずに通信料をおさえる方策がどこかに転がっていないか、まずググってみる。

こんなふうに、なにか知らないこと、必要なものがあれば、とりあえずなんでもググる癖をつけておくとよいでしょう。

ググり力のレベルがアップするほど、人に頼らずに一人で素早くほしい情報にたどりつけるようになりますし、怪しい情報に対する嗅覚のようなものも磨かれていきます。これ、私の経験上、QOL（生活の質）を向上してくれるだけでなく、「私は自分で自分のために行動できるんだ」「◯◯のことについてならだいたいなんでも知っている、少なくとも知る方法を知っている」という感じで、かなり自己肯定感のアップにつながっているように思います。

興味や余裕のある人は、一度インターネット検索技術についてのサイトなり本なりを探してみるといいでしょう。OK、レッツグーグル！

ポケットにはいつも、専門家のくれる「見守りの目薬」を

発達障害者や生きづらさに悩む人は、自分を客観的に眺める視点を失いがちです。三つの「離婚危機」章にもたびたび出てきますが、強い不安からつい衝動的に行動してしまったり、なにかを思いこんだらそれひとすじに暴走してしまったりと、自分で自分の行動をうまくコントロールできなくなることは、私にもしょっちゅうありました。

また、社会的な孤立におちいったり、加害的な人との人間関係から脱出できなかったりして、「自分のことを理解しながら、ただ見守っていてくれる人」の存在が足りていない人も多くいます。

私たちが人生をできるだけ安定して乗り切るには、信頼できる専門家から常に見守っていてもらうことが大事なのではないでしょうか。

「専門家からの見守りの目線」を、精神科医・作家の帚木蓬生《ははきぎほうせい》氏は「目薬」と呼びました。

「目薬」は、点眼薬のことではありません。「あなたの苦しい姿は、主治医であるこの私がこの目でしかと見ています」ということです。……（中略）……ヒトは誰も見ていないところでは苦しみに耐えられません。ちゃんと見守っている眼があると、耐えられるものです。

美容院（のトリートメント）では、決して傷んだ髪を治しません。あくまで傷んだ髪をケアして、それ以上傷まないようにしてあげるだけなのです。……（中略）……それなら、私も、

どうにもならない身の上相談の患者さんが来たとき、治療ではなくトリートメントをしてあげればいいのです。傷んだ心を、ちょっとだけでもケアすればいいのです。いつか希望の光が射してくることを願い、患者さんに「めげないように」と声をかけ続ければいいのです」

——帚木蓬生・著『ネガティブ・ケイパビリティ 答えの出ない事態に耐える力』（朝日新聞出版 2017）

発達障害は、治りません。心の傷は、癒えることはあっても、過去に傷を受けた事実じたいが消えうせるわけではありません。社会も社会で、私たちに優しくできる方向に変わるには、何十年と時間がかかるでしょう。けれどその間にも私たちの人生は刻々と進んでいきます。私たちは当面、「健康な人」にはなれない、周囲の状況も変わらないこの日々を生きていくしかない……。だから、専門家からの「見守りの目薬」を絶やさないようにしましょう。苦しんでる私を、先生、見ていてね。私が暴走しないように、先生、見ていてね。先生が見ていてくれれば、私はどうにか、生きていけそうな気がするのです。

＊9：https://www.spectrumnews.org/news/autisms-sex-ratio-explained/ 最終アクセス：2019年6月16日
＊10：科学的根拠のこと。
＊11：発達障害（の症状を形成している脳機能の障害）じたいは、2019年時点では治癒することはないとされ

ています。発達障害の治療は、対症療法的に症状のコントロールをしやすくしたり、二次障害を治療したりすることに限られます。たとえば、合った薬を飲むことによって、発達障害の過集中と注意散漫の程度を軽くすることはできますが、服薬をやめれば基本的には脳機能は元の状態に戻ります。

宇樹、駆け落ち
「白馬の王子様」が舞い降りた！

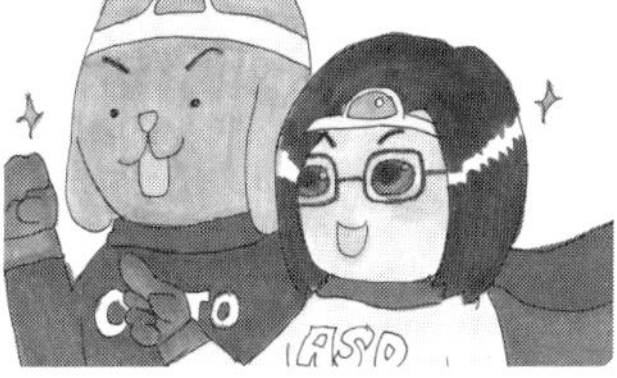

発達障害の診断と少し話が前後しますが、宇樹は、東日本大震災を経て、「Twitter で出会った男性と駆け落ちし、結婚することになります。言うなれば、「震災婚」の「ツイ婚」の「駆け落ち婚」、ドラマティック要素もりだくさんです（笑）。

Twitterから舞い降りた「白馬の王子様」

２０１１年3月、東日本大震災から1週間ほどあとのことです。Twitter でせっせと母との生活の苦しみを書き連ねていた私のところに、あるＤＭが届きました。相互フォローの男性からです。「つらそうで、見ていられない。どうか僕のところに逃げてきてください」「本気です。なんなら結婚しましょう。がんばって一生食わせます」という内容でした。

本当に驚きました。そんな都合のいいこと、まるでおとぎ話です。

年単位の交流から、彼が女性をだまして加害するような人ではなさそうなのは読みとれました。けれど私も、自分のような、本人・環境ともに面倒くさい女性と結婚してもいいと考える男性など、少なくともそうとうの変人であることぐらいはわかっていました。

気持ちは本当に嬉しい。むしろ、天にものぼる心地だけど、この人、逆に大丈夫？　この人の地元は旅行で行ったことさえない遠い地方都市だし、あと3年がんばれば私は鍼灸師の資格がとれる（＊12）から、とりあえずは遠距離恋愛して、もし結婚するならそれからに……と、むしろ私が彼を必死に押しとどめたりしていました。

しかし、2カ月後、5月に入ると、私と母の生活は限界を迎えてしまいます。詳細は「宇樹、『ヤバい家族』のもとに育つ」（28ページ）に書いたとおりです。

これは世界の終わりなの？

計画停電は来るし、節電で街は薄暗い。物流は滞り、スーパーにはカップラーメンやスナック菓子ばかりが積まれている。母はいまにも我を失って私を殺しでもしそう。私も母にうっかり手をかけてしまいかねない。海外にいる父に電話すれば、「大した影響はない」「お母さんに優しくしてあげなさい」と諭される。

孤立無援、四面楚歌、万事休す。それでも、あともうちょっとだけがんばろうと思っていました。なのに同じ時期のある日、「ぜったいメルトダウンしていません」と政府の言っていた原発が、メルトダウンしていたことがわかりました。実家のある地域一帯が放射線量の比較的高い「ホットスポット」と呼ばれる状態になっていることも。

私は三十余年、常に賢く冷静で、計画的であることをポリシーとしてきました。しかし、そんなポリシーを貫いてこれたのも、「この社会はだいたいはこのまま続いていく。我慢と努力はいつか報われる」という、漠然とした信頼が残っていてのこと。この信頼が壊れてしまったいま、すべては虚しいだけです。

たとえば私は、いまこの瞬間も、大量の放射性物質に冒されつつあるかもしれない。母と殺し合うまでもなく、ある日突然呼吸ができなくなって、母も近所の人ももろともに死んでしまうかもしれない……私はそんなふうに怖くなってしまったのです。

だったらもういいや。弱い人間だ、冷静さを失った愚かな選択だと、誰かに笑われてもいい。どうせ死ぬなら、たった一日でもいい、一度くらい自分の気のおもむくままに生きてから死にたい。でないと、いままで歯を食いしばって生き延びてきた甲斐がないじゃないか。

このようにして、私は駆け落ちを決めました。

命がけの駆け落ち

翌日以降は、いかに母に気づかれずに家を出ていくかの日々です。

まず、かかっていた精神科とカウンセリングの先生双方に、飛びこむようにして会いにいきました。事情を説明したところ、「わかった、そこまで言うなら彼のところに行きなさい、ただ、よりよい準備と、少しでも冷静になるための期間として、あと1週間はこちらにいなさい」と諭されました。

先生方に言われたとおり、私は1週間かけて周到に駆け落ちを準備しました。

鍼灸学校の先生に相談し、毎日、授業に通うふりをしてはリュックに入れた荷物を少しずつロッカーに運ぶ。彼とはチャットや電話で綿密な打ち合わせ。

家では、いつもどおりに部屋が散らかっているふうを演出し、家での私の態度もいつもと完全に同じふうを装いました。もし計画を感づかれれば、興奮した母と包丁沙汰になったりしかねないと思ったからです。

駆け落ち当日の朝、私は学校に行くふりをして、リュックひとつで家を出ました。学校近くで待っていた彼と落ち合い、二人で学校に入って、ロッカーに溜めてあった荷物を、彼が持ってきたスーツケースに詰める。

空港に移動し、夕方の飛行機を待ちながら、「少し遅くなる」と母にメールして時間を稼ぎました。飛行機が目的の空港に着くと、今度は彼の運転する車で、彼の家へ。

この日は、私たちが実際に会った、たった四回めでした。節電のために街が暗くなっていた関東と違って、走る道々には店の明かりがこうこうと灯っていました。

ああ、こんなに遠くに来たんだ、私は助かったんだ、と、あまりのことに現実感を失った頭で思いました。「本当に僕でよかったの？」と訊かれ、とっさに「うん、死ぬ気で来た。後悔しないよ」と即答したのを覚えています。

このときの自分の「助かった」という思い、そして「後悔しない」という言葉を、私はそれから、何度も何度も思い出すことになります。

※語呂のよさから「駆け落ち」という言葉を使っていますが、私が上記のようにいまの夫のところに身を寄せた行為は、正確には「駆け落ち」というよりも「転がり込み」です。夫はもともと自分の住んでいたアパートに私を連れ帰っただけです。念のため（笑）。

始まった、自分自身との闘い

私には、駆け落ちしてから半年ほどの記憶がほとんどありません。夫によれば、ほとんど寝込んでいた私を、彼が献身的に世話してくれたのだそうです。

私には昔から、ストレスがかかっている時期の記憶が飛ぶ傾向がありました。専門用語では「解離性健忘《かいりせいけんぼう》」というそうです。

過酷な実家の環境から離れて安心できる人のもとに行った、だから元気になるだろう、と思いきや、そうはいきませんでした。いま思えば、「信頼できる人」と接し、「安心できる環境」に暮らすのが初めてだった私は、警戒心や人間不信と、安心したい気持ち、信頼したい気持ちのあいだで大混乱を起こしていたのだと思います。

私は混乱にまかせて、ずいぶんと彼を傷つけました。なのに彼はへこたれず、決然として私との生活を続けるのです。

ひねくれきっていた私には、そうした彼の一切の迷いのない優しささえもが「ほら、私は人に世話をかけるだけの迷惑な人間だ、存在価値なんかないんだ」というイジケのきっかけになってしまうことがあり、たいへんに難儀しました。

それでも、彼の決意がボディブローのようにじわじわときいてきた私。半年たって入籍するころになって、生まれて初めて人間を信頼してみようと思いました。なのにまだ怖くて、それまでの人間関係上の痛みがよみがえるたびにやはり大暴れしてしまう……。

結婚生活は、もうすぐ8年目に入ります。この生活の中、私はこうした自分の傷のせいで、これまでに三回の大きな離婚危機を巻き起こしました。でも、そのたびギリギリのところで「駆け落ちした日、私は彼に『後悔しない』と言ったじゃないか。命を懸けて来たんじゃないか。ここで投げ出してはなるものか」とふんばって乗り越えてきたのです。

ここ1年ほどやっと、平穏で温かな日々が過ごせるようになっています。

＊12：発達障害を自覚した私は、「ならば特性上続けられそうな『手に職』をつけよう」と、鍼灸師になるための専門学校に通っていたのでした。

【コラム2】宇樹家の苦しみと社会的背景――「標準家族」になれなかった私たち

さて、私は長らく、自分の実家で感じた苦しみを「うちだけの話」と考えていました。

しかし、大学で社会学を学んだり、トラウマ治療の過程でいろいろなエピソードを振り返ったりするにつけ、「自分の経験したことは、社会や時代の大きな流れの中にある必然的なものなのだ」と思うに至ります。母が自分に及ぼした影響についてどんどん掘り下げていくうち、これは世代をまたがった問題であること、その背景には、女性の生き方をめぐる、日本の大きな時代の流れがあることに気づいたのです。

宇樹家の苦しみは、その実態が、いわゆる「標準家族」になれなかったところから来ているように思われます。

標準家族とは

標準家族とは、「夫婦と子ども二人」で、「男性が稼ぎ頭となって社会に出る。女性は結婚したら仕事を辞め、専業主婦として家事育児をこなす」という形の家族のことです。1970年ごろからの日本の、典型的な家族の形とされました。

「標準家族」の語は、総務省統計局が定義した「標準世帯」という用語が、新聞報道や社会学などの文脈で親しみやすく言い換えられる中で誕生したようです。

不可視化されてきた女性たちの苦しみ

日本の社会システムは、「標準家族」の考え方に見てとれるように、男性が働いて稼ぎ、女性は家庭で家事や育児をすることを前提に作られてきました。このため日本では、男性が働くことに問題を抱えたときは、女性よりは早く見つけてもらえる傾向がありました。たとえば、男性が働けなくなり、家にこもるようになると「無職ひきこもり」や「ニート」と呼ばれる。就職支援や精神疾患の治療などの対象者として認識されたり、非正規雇用による貧困におちいれば、理想的な形ではないにせよ、まもなくさまざまなメディアが報道したのです。

「家族」を語り、その中で起こっている問題についても語る場合、人口の半分を構成する女性についても男性と同様に統計がとられ、議論されてしかるべきだったと思います。しかし日本の女性の姿は、「標準家族」の女性、つまり、いわゆる専業主婦をモデルに語られてきました。女性たちが家でなにをやっていようが、いまいが、統計上は「家にいる人」として十把ひとからげにされてきたのです（＊13）。

たとえば、精神疾患を抱え、家事がまったくできない場合や、仕事を辞めて家にひきこもっている場合も、それらの女性は、既婚なら「主婦」、未婚なら「家事手伝い」にカテゴライズされました。彼女らの身に起こっている問題が可視化されるような報道も、長らくなかったのです。当然、彼女らに対して社会的な支援が行われることもほとんどありませんでした。

「見えない女性」の苦しみ、宇樹家の場合

宇樹家も、この「見えない女性」の苦しみに浸され、翻弄された家庭だったと思います。私の母は、「仕事も、おおかたの家事能力も失い、家族に対し不適切な接し方をしてしまう精神疾患の患者」という側面を持っていました。しかし、彼女は結婚している女性であったため、日本社会からは単に「主婦」と認識されていました。

また、一時期の私は、仕事にも行けず、学校にも通えず、家族以外との交流がなく、何日も家から一歩も出られませんでした。実質的には「無職ひきこもり」「ニート」であり、発達障害とその二次障害を抱える患者です。なのに私は、女性であったばかりに、社会からもほかの家族からも単に「家事手伝い」と分類されてきたのです。

現代の社会の暗部、ある家庭の中で、精神疾患を抱える二人の女性が、膝を突き合わせながら追いつめられていた。でも、私たちの苦しみは、誰の目にも映っていなかったのです。

本来、生き方というのは、折々の人生課題にあたって、自分の内側と深く対話しながら成熟させていくものではないでしょうか。しかし母は、日本社会やほかの家族成員が求める「標準的な女性」の役割を背負うのに汲々として、常にどこか思考停止しながら生きざるをえなかったのだと思います。おそらく、同世代の女性たちがそうせざるをえなかったのと同じように。

「そういうものなの」「みんなこうしてきたの」「ずっとこうしてきたの」。母がうつろに宙を見つめながら、しきりに自分に言い聞かせるように唱えていた言葉です。

ようやくここ10年ほど、「日本では性別役割分業意識のせいで女性の生活実態が社会から見えないものになっている」という指摘がされるようになってきました。２０１９年には、内閣府のひきこもりについての統計調査でも、ようやくいわゆる主婦や家事手伝いがカウントされるようになっています。

私の世代から先は、どうにかして、誰かが前述の悲しい呪文を唱えずにすむような世の中にしたい。私も毎日、自分にできることを探しています。

＊13：男性は男性で、「群れず、弱音も吐かず、強気にたくましく外に出て働いて一家を支える大黒柱」として十把ひとからげにされてきました。男性の場合、社会が要請する人物像を演じられる人は社会的強者たりえたものの、いわゆる「男性らしくない」男性は、長らく悲惨な不遇に追いやられてきたのです。たとえば２０１８年度の厚生労働省の報告によると、ＳＮＳでの自殺相談に相談した人の割合は、女性が９割を占

めていました。同時期の自殺率調査では自殺者のうち男性がおよそ7割を占めることから、男性がジェンダー的に「人に相談する」ことについて強く抑圧されており、孤立して追いつめられやすい状態にあることが推察されます。女性の生きづらさも男性の生きづらさも、特定の「らしさ」を強要する社会的雰囲気からくる、表裏一体のものだと言えるのかもしれません。

メソッド2
「人生の選択権」を取り戻そう

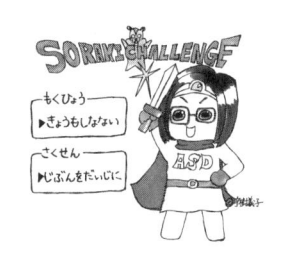

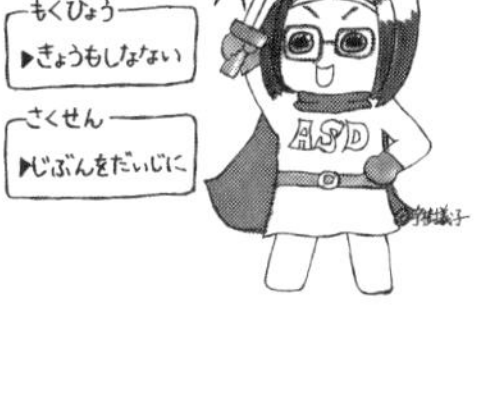
SORAKI CHALLENGE
もくひょう
▶きょうもしなない
さくせん
▶じぶんをだいじに
ASD

トラウマ治療の文脈では、「自分で選択する」ことを重要視します。この考え方は、「その場にとどまるか離れるかを自分で選択することのできる経験はトラウマとならない」という理論をもとにしています。

私たちは、自分たちの人生を苦しくしている大きな要素について、「自分で選択する」ことができずにきました。たとえば私たちは、発達障害を持って生まれることも、これまでいたような家庭や環境に暮らすことも、自分で選んだわけではないのです。このため、私たちにとっては生きることじたいがトラウマティックになりがちです。

メソッド1では、つらい環境からの脱出を提案しました。まずは、私たちが気づいたら投げ込まれていた、ストレスフルな環境から脱出することを試みたわけです。メソッド2ではその次のステップ、あるいは平行して行うステップとして、**「自分で自分の人生の方向性を選択する」**ことにチャレンジしてほしいと思います。

「異性にモテたり、異性とパートナー同士となったり結婚したり、子どもを産み育てたりすることが正しいことであり、理想である」などというのは、私たちの自由を制限し、苦しめる、残酷な枷《かせ》のひとつです。

パートナーとの生活や家族との生活には、人の数だけ種類があります。特定のパートナーがいない人もいれば、パートナーが複数いる人、パートナーや家族とはときどき会うだけの人、あるいは、友人知人と「家族」を築く人もいるでしょう。

自分の人生に浮かびうるあらゆる選択肢について、とことん自由に考えてみましょう。そして選択しましょう。これは、ほかの誰かの人生ではなく、あなたの人生。大切なのは、「自分自身で選んだ」という、あなた自身の確信や納得です。他人がなんと言おうと、「よそはよそ、うちはうち」でいいのです。

私が以下に語ることが、みなさんが自分の人生を「自分自身のものだ」と感じ、味わい、愛しむきっかけになることを願っています。

生存戦略のために誰かと暮らす？　おおいにけっこう！――愛ってなんだろう？

私がここ最近ぼんやり思うことなんですが、誰かと生計を共にしたり、結婚したりすることの理由の一部が「生存戦略」であることって、世間ではあまりはっきり口に出すことが好まれないですよね。「生存戦略として誰かと一緒にいる」なんて、愛がないように見えるのかもしれません。

しかし、私はここで考えるんです。生まれ育った家族にしろ、友人にしろ、仕事のつきあいにしろパートナーにしろ、人間関係のすべてにおいて、「互いにまったくメリットがないのに一緒にいる、協力する」というケースなんてあるのかな？　と。突きつめて考えると、そんなケースなんてないんじゃないでしょうか。

こういう、人と人との協力関係とか契約関係の話は、「社会的協力」という学問分野を学ぶと特によくわかります。人々が一緒に過ごすのは、有形にしろ無形にしろ、ショートスパンにしろロングスパンにしろ、「自分や自分の属するコミュニティにとってそのほうが都合がいいから」なのだそうです。

家族の衣食住や教育、医療のお金を得るために、働いたり、さまざまな助成や福祉を得ようと奔走したりする。家族が健康で快適な生活を続けられるように、もろもろの家事をこなす。お互いが昨日も今日も明日も疲れや傷つきを癒やし、楽しくいられるように、愚痴を聞いたり聞かせたり、冗談を言ったり、なにげない会話をしたりする。このようなすべてが円滑に回っていくように、自分もしっかりお風呂に入ったり寝たりセルフケアをしたり、病院に通ったりして、心身の健康を保つ……。これらは単に「生活」とか「愛情」とか呼ばれるものですが、じつは、「この人（たち）を家族とする」という明確な意志やうっすらとした感覚のもと相互に保たれる、忠実な協力関係でもあるのです。

私は思うのです。**大事なのは、「この人（たち）と協力関係でいよう」と選択し、またその関係を今日も明日もあさってても続けていこうと選びつづけることであって、これこそがじつは本当の愛**なのではないか、と。だって、自分自身が生きつづけていくことも、誰かと暮らしつづけることも、よく考えてみればつくづくたいへんなもので、多大な勇気と誠実さを必要とするじゃないですか。

人間は自由です。勝手にふるまおうと思えばどこまでも勝手になれます。いま自分の隣にいる、パートナーや家族と、いまこの瞬間に離れて、今後死ぬまで二度と顔も見ない、という選択だって、私たちにはできるのです。

だけど、不思議なことに私たちはそうしない。そうしないという、無意識なり意識的なりの選択の数えきれないくりかえしの結果、私たちは昨日も今日も明日も、そしてひょっとすると死ぬまで、誰かとパートナーや家族でいる……。これこそが「奇跡」なのではないか、と私は思うのです。

「結婚は人生の墓場」なんて、たまに言われますが、そんなのは単に、愛に失敗した人たちが言っているだけです。結婚（やパートナーシップ、家族生活）は本来、人としてバラバラに生まれ落ちた私たちが、なぜか人生の長い時間を別の人間と協力して暮らすという、人生の不可思議な真髄のひとつを体験できる、エキサイティングでロマンティックきわまりないもののはずです。

だから、「この人といると／このコミュニティにいれば生きていられるからそこにいる、という選択は、なんら恥ずかしいものではない、むしろそこをまっすぐに見つめることが、不思議なことに深い愛を運んでくるのではないか」と私は思うのです。

大事なのは、一度「この人（たち）と」と決めた人たちと生きつづける勇気と誠実さ。血縁などといったものは場合によってはかえって地獄の枷となりうる……。こういったことは、この本を手にとってくれているあなたには実感としてわかってもらえるのではと思います。

生存戦略としてのパートナーづくりや家族づくり、おおいにけっこう。パートナーや家族の生存戦略の側面を否定する人もいますが、まあ、正直いってそういう人たちは私たちとセンスが合いそうにないので、勝手に言わせておきましょう。私たちは私たちで、いろいろ背負っているものも大きいのですから、根本的でないタブーみたいなものは軽々と無視して、勝手に私たちなりの幸せを追求すればいいのです。

発達障害者は孤独が好き、なんて嘘っぱち！

たまに、「発達障害者や孤立している人は他者との交流を必要としない。孤独でも平気だし、一人でいるのが好きなんだ」なんてことが言われますが、私はそれはとても失礼な勘違いだと思っています。

私たちは人を必要としていないのでも、人が嫌いなのでもない。単に、人と生きるにあたってのもろもろを、「技術的に苦手としている」だけなんじゃないでしょうか。

なにかが苦手であることと、なにかを不可欠とすることは両立します。たとえば水は私たちの生命維持に不可欠で、私たちは、水なしには生きていけません。でも、うまく泳げないから、水の近くに行っただけで緊張する、少し水に浸かっただけでぐったり疲れる、だから水が怖い、なんとか泳ごうと試行錯誤するけれども、最終的に諦めてなるべく池やプールに近寄らないように生きる、という人はたくさんいるでしょう。

私たちは障害者や病者である前に、文字どおり「人間」として、人の中で生きることを切実に求めていて、同時に、人とか、人生とか、愛とかを苦手としているのではないでしょうか。

「モテ」や「ふつうの結婚」に左右される必要はない

このように私たちは、人生を生き抜くのにも、人と関係性をつくるのにも、発達障害や深刻な生きづらさのない人よりもずっと多くの苦難を抱えています。結果的にどちらかというと、「人間とは」「人生とは」「愛とは」みたいな問いにまっすぐに向き合わざるをえないタイプなのかもしれません。

このため、世の中の標準とか常識で「幸せ」とされる家族像に左右されるよりも、既存のルールの網をかいくぐっていくようにして、「誰がなんと言おうとこの人（たち）と！」と思った人たちと自分なりの愛を貫くことができたら、じつはより幸せに生きられるんじゃないかな、と思います。

もちろん、「ともに生きる誰かと法的な家族になり、結婚した夫婦や実の親子と同じようにさまざまな優遇措置を受けたい」と思うのはあたりまえの要求ですし、それがかなわない理不尽に怒りや悲しみを感じるのも当然です。強いエネルギーや使命感を持っていて、どんどん社会に要求していく生き方ができるとしたらそれも素敵だなと、私は思います。

家族をつくる方法は、「モテ」や「ふつうの結婚」以外にもこんなにある

生涯の居場所をつくる方法は、人の数だけあります。べつに、法的な結婚をしなくたって、パートナーと生きることはできますし、いわゆる「モテる」ができなくたって、お金がなくたって、家族をつくることもできます。

法的な結婚など、いまのところほぼ、ヘテロセクシュアルのカップルに偏った優遇制度でしかありません。「モテ」なんて恋愛市場での勝利を意味するものでしかありませんし、お金なんて、資本主義市場での勝利を意味するものでしかありません（もちろんお金はとてもとても大事ですが）。

この節では、発達障害女性の家族づくりのとっかかりとなるような、生涯の居場所や、日常的な居場所の候補を挙げておきます。お伝えしたいのは、「このリストの中から居場所を選べ」ということではありません。「家族や居場所の姿というのは多様にあっていい、私たちはその事実を教えられてこなかっただけだ。**私たちはもっと自由に生き、自由な家族を作っていいはずだ**」ということです。

一緒に暮らす「家族」

見合い・契約結婚

誰かと生きることの理由の一部が生存戦略であることをはっきりと自覚すれば、「恋愛やいわゆるふつうの人づての紹介を経ることだけが、パートナーを得る方法ではない」ということに気づくでしょう。

最近、お見合いの人気が再び上がっているようです。Twitterなどで、詳細な条件や自らのプロフィールを公開してパートナーを募集する動きも出ています。「恋愛結婚だと冷静な条件のすり合わせができないから」として、あえて恋愛関係からでなく、互いの「結婚相手選びにおいて譲れない条件」の一種ビジネスライクなすり合わせから交際をスタートして結婚を目指す試みをする人もいます。

「いわゆるふつうの恋愛結婚で一緒になるけれど、結婚時に詳細な契約書を交わし、数年ごとに契約の見直しを行う、その過程をSNSですべて公開する」という夫婦もいます。

最近、精神障害者支援の文脈で、「自分の『取扱説明書』を作ろう」と言われることがあります。生活上でのいろいろな不便を抱えている私たちが誰かとともに互いに心地よく過ごすためには、いわゆるふつうの人とはまた違った文脈での条件のすり合わせが必要だからです。

いわゆるふつうの人たちは、「高学歴、高収入、高身長」「優しくて働き者」のようなざっくりした条件でもお互いに適応していける面があるのかもしれませんが、私たちにとっては、ふつうの人が思ってもみないような条件が死活問題だったりします。

たとえば、高い声が大きなストレスになるから低い声の人がいいとか、高収入であるよりも大きな生活音を立てない生活スタイルであることのほうが大事とか、身長が高いと威圧感を感じるから絶対小柄な人がいいとか、エアコンの温度設定をこちらのために最大限譲歩してくれることが不可欠だとか、自分の変わった趣味に一緒にハマってくれるタイプの人じゃないとダメとか、いろいろとあるわけです。

このような私たちにとっては、初めから細かな条件をすり合わせて結婚に向かう、お見合い結婚や「契約結婚」は、いわゆるふつうの恋愛結婚よりも、うまくいく確率が高いように思います。ドラマ『逃げるは恥だが役に立つ』(＊14)で扱われた「契約結婚」も、おおいに参考になるでしょう。

個人的には、いわゆるふつうの結婚じたいが契約そのものなのに、対等な協力関係を重視した結婚をわざわざ「契約結婚」と呼ぶのはすごく面白いなあ、と思ったりします。

同性パートナーシップ制度、養子縁組

一部の地域で「同性パートナーシップ制度」が施行されつつあります。戸籍上の同性同士でパー

トナーとして暮らしたい場合だけでなく、女性同士で子どもを育てたいとか、パートナー同士ではない戸籍上の同性同士が共同生活を長く続け、どちらかが亡くなるようなときに家族として面会したいとか、いろいろな利用方法があると思います。

養子縁組も、戸籍上の異性同士ではないパートナー同士がなんとかして法的な家族になりたい場合に使うこともできる制度です。「高齢になってから戸籍上の性別を男性から女性に変えたトランスジェンダー女性が、もともと何十年も妻だった女性と一度離婚し、養子縁組をした」というケースを目にし、なんともいえず胸が震えたことがあります。

戸籍上の異性同士でないと結婚できないとか、血縁がある同士じゃないと家族じゃないとか、本当にくだらないルールだなと思います。同時に、こうした旧態依然のルールをどうにか手を尽くしてかいくぐって、自分なりの家族や幸せを手にしようとする人たちのケースを見ると、その愛の強さに目がくらむような気持ちになります。

シェアハウス

特性や性格にもよりますが、シェアハウスもひとつの居場所、ゆるい家庭になりえます。

シェアハウスは一般には、住人が集まれるキッチンや居間などの共同スペースのある賃貸住宅のことです。家賃や共益費の相場がふつうの賃貸よりも安いものや、女性専用や発達障害者専用として特定のコンセプトを打ち出しているものなど、いろいろなものがあります。

家賃や共益費を抑えられる、毎日の生活の中で人と交流できる、いつも誰かいるのでセキュリティ面での不安が比較的小さい、体調を崩したときにも安心、人との共同生活の中で協力しあって生活のリズムを整えられるなど、特定のパートナーや同居相手のいない女性にとって便利な面が複数あります。

もちろん、シェアハウスは入居しただけで理想の人間関係が手に入るような「魔法の杖」ではありません。単に、比較的新しい疑似家族のありかただというだけです。複数の人と暮らすことによる安心やメリットはありますが、それ以上のものではありません。

共同生活ではメンバーそれぞれが互いに気遣いをし、ルールを守ることが必要で、ぶつかり合いやトラブルも起きるのは、いわゆるふつうの家族と同じです。自ら選んで誰かとともに暮らすことで得るメリットと引きかえに、「みなで互いに迷惑をかけあう」ことを受け入れる覚悟も必要です。

自分の発達障害や精神疾患の可能性を自覚している人がシェアハウス入居を検討する場合、できれば診断を受け、自分についてよく知って、病院や支援機関ともつながる動きも平行して進めるのがよいでしょう。いきなり住むのではなく、まずはイベントや宿泊体験などを利用してみて、自分に合うかどうか、メリットとデメリットはなにかをじっくり検討するのが無難です。

民間のシェアハウス「MAZARIBA（マザリバ）」を運営している内田勉さんによれば、単純に業者の側が安さや便利さをメリットとしているなどのところは、発達障害者には居心地がよくない場合があるそうです。たとえば「外部に開かれたコミュニティを目指す」など、オーナーが特になにか明確にユニークなコンセプトを打ち出しているような、個人主体のシェアハウスのほうがおすすめとのことです。

ほかにも、たとえば「シングルマザー限定」など、入居者の属性がはっきり指定されているシェアハウスもあります。いろいろと探してみるとよいでしょう。こうしたコンセプト型のシェアハウスの情報が載っているポータルサイトとしては、「Colish（コリッシュ）」があげられます。シェアハウスが気になったら、まずは「シェアハウス」に住みたい街や地域、沿線などのキーワードを足してググってみましょう。たとえば以下のような感じです。

シェアハウス 江戸川区
シェアハウス 女性専用 常磐線

ルームシェア

ルームシェアとは、パートナーや家族でない人どうしが部屋を共有して暮らす居住形態のことです。メリットや注意点はだいたいシェアハウスと同じです。

ルームシェア相手募集情報が載っているサイトや、ルームシェアを募るSNS投稿なども多くありますが、やはりこの場合、まったく知らない相手とのルームシェアを検討するのはやめたほうがいいかもしれません。犯罪目的など、よからぬ意図があって相手を募集している人もいるからです。

誰かとルームシェアしたい場合、友人知人とルームシェアするか、できれば信頼できる友人知人からのツテを頼り、最初は第三者を交えて複数人で会うなど、慎重に進めたほうがよいでしょう。

「拡張家族」という言葉もあります。拡張家族とは、ひとつの空間のもとでともに生活するコミュニティのことです。この意味での拡張家族の語は、コンセプター／コンサルタントの藤代健介氏が創設した「Cift」というコミュニティのコンセプトとして打ち出されたものです。実際のCiftの生活はなかなかに「リア充」っぽい様子で、発達障害者が実際に彼らのような暮らしをするのはハードルが高いとは思います。しかし、Ciftのように、すでに血縁や法的な決まりに縛られずに新しい暮らしを構築している人たちがいることを知ると、なにか元気づけられるものがあります。

このほか、複数の障害者の共同生活を援助する、「グループホーム」という公的サービスがありますが、それについては巻末資料「つらい環境から脱出したいときの支援機関・制度リスト」の210ページからに説明しています。

「親戚の家」のように出入りできる居場所

趣味の集まり

私としては、いわゆる「趣味の集まり」も居場所のひとつとして推したいところです。

社会的属性（≒社会的地位、肩書）の似通った人たちの集団のことを、同族集団といいます。学校の同級生や仕事仲間などでつくられた集団も同族集団です。発達障害者を含む生きづらさに悩む人は、さまざまな理由で同族集団から排除されてしまいがちですが、趣味の集まりは基本的に、参加条件が「そのテーマを趣味としている」という一点だけ。私たちにとっても気軽に参加しやすい雰囲気のあるところが多い気がします。

私が通っていたゴスペルサークルには、どこだかの大会社の重役だったらしいおじいさんや、いわゆる主婦、学生など、いろいろな人が集まっていて、しかも、誰もそういった社会的属性を重要視しませんでした。ともかく、ゴスペルという趣味をみんなで楽しむことを第一にする。これは私にとって、なんだかとても癒やされるものでした。

多様な人の集まる居場所。これは、「社会人」とか「学生」とか「既婚者」とか、みんなと同じような大きな社会的属性に属することにハードルを感じる発達障害者にとっては、思いがけず現れた抜け道のようなものではないかと思います。

知人に、トラウマ性疾患を抱えてフラフラながらも、マイナーな語学や手芸、歌の集まりに参加したり、ＴＲＰＧ（テーブル・ロール・プレイング・ゲーム）という、みんなでゲームのキャラになりきってストーリーを演じていく趣味のサークルに参加したりして乗り切っている人がいます。

もちろん、趣味の集まりだって複数の人が集まるところですし、人間関係のトラブルや、集まりの硬直化が起こるリスクもあります。しかし、「もう仕事の人とも学校の同級生ともつきあえないし……」と悩んでいた私たちにとって、趣味の集まりはひとつの希望となりえるでしょう。

発達障害のある十代の子どもたちを対象にＴＲＰＧを通じたコミュニケーション支援や余暇活動支援の研究をしている東京学芸大学研究員の加藤さんによると、「ＴＲＰＧはＡＳＤ（自閉スペクトラム症）児のＱＯＬを高める」という研究結果があるそうです（＊15）。加藤さんは、以下のように説明しました。

具体的には、小学校５年生から大学１年生までのＡＳＤ圏の診断を受けた児童・生徒・学生51名を対象とした調査で、ＴＲＰＧの活動に参加をしたあとに、「生活の質（ＱＯＬ）」の数値が上がり、特に「精神的健康」と、「友達との関係」の項目の数値が向上したという結果が出ています。

私は、参加した子どもたちへのインタビューも行っていますが、その中でも特筆すべきは、子どもたちが「ネガティブなこと（失敗や恥）」が起こったときに、ＴＲＰＧ上のキャラクターになぞらえ、失敗を笑いに変えながら、仲間と乗り越えていくことができていることです。キャラクターと自分との距離が保てることによって、失敗を笑いに転嫁できる力が身につくとともに、他人への恐怖心や不信感、対面が苦手といった、ゲームを始める前の状態にあったものが物語によって昇華されるのだと思われます。

自分以外の人と「物語」を共有できる、すなわち「居場所がある」ということだと、私は考えています。

知人からＴＲＰＧの話を聞いて以来、私はＴＲＰＧに興味津々なのですが、今回加藤さんに取材してみて、改めていつかどこかのＴＲＰＧイベントに参加してみたいと感じました。「失敗をキャラクターになぞらえて笑いに変える」というのは、専門用語で言うと「外在化」というものです。数年前に子どもたちのあいだで爆発的に支持された「妖怪ウォッチ」というゲームやグッズの人気の秘密にも、この外在化が関わっているとされています。

ゲームの中のキャラクターになりきってストーリーを進めていくなんて、とっても楽しそうじゃないですか。私は演劇セラピーにも興味があるのですが、そんな感じの癒やしがありそうです。中には、自分が演じるキャラクターのコスプレをして楽しむ参加者もいるそうです。

趣味の集まりを探したいときは、趣味の集まりの名前に、住んでいる地域の名前などのキーワードを追加してググってみるとよいでしょう。たとえばこんな感じです。

TRPGサークル 江東区
刺繍 教室 川口市

居場所カフェやイベントバー

最近は東京都内近郊を中心に、さまざまなマイノリティ向けに居場所を提供するカフェや、イベントごとにバーテンが替わる「イベントバー」と呼ばれるものが増えてきています。発達障害者向けやもろもろの精神障害者向けなどのテーマのあるカフェがあったり、イベントが行われたりします。

「イベントバーエデン」の店長を務めていた「えらいてんちょう」さんはTwitterで、「イベントバーがマイノリティの居場所として優れている点は、来る人が明確に『客』『消費者』としてふるまうことができるところだ」ということを語っていました。公共機関によくあるような、ぼんやりとした「居場所」「交流空間」だと、特に人との交流に苦手のある人にはどのようにふるまってよいかがわからないので、意外とハードルが高い面もあるとのことです。

私は居場所カフェやイベントバーのこうした「かえってハードルが低い」ところに興味を持っています。あちこち顔を出してみたいと思いますし、一度、「エデンのバーテンとして発達障害バーをやらないか」と打診をいただいたこともあります。ただ、なにぶん私はいま、都内から離れた地方都市に住んでいるので、いまだ顔を出せたことはありません。

ふつうのカフェやバーでも客同士のトラブルがあるように、こうした居場所カフェやイベントバーでもトラブルはあるようなので、そこは注意が必要ですが、先のようなコンセプトに興味を持った人は顔を出してみるとよいでしょう。

あくまで一例として、比較的大規模と思われる居場所カフェやイベントバーを挙げておきます。

・大人の発達障害当事者のためのピアサポート Necco（ネッコ）
https://neccocafe.com/
・イベントバー エデン本店
https://twitter.com/Eventbar_Eden
・バーブラッツ
https://brats.shopinfo.jp/

当事者会・自助グループ

当事者会とは、いろいろな病気や困りごとを抱えた人たち同士の集まりのことです。自助グループ、ピアグループなどとも言われます。アメリカで勃興したアルコール依存症の人たちの自助グループ「アルコホリック・アノニマス（AA）」が起源と言われます。

相互扶助の精神で、同じ悩み苦しみを持つ人たち同士で支えあいます。特に依存症の自助グループで、男性同士の先輩後輩当事者で支えあう関係性をブラザーシップ、女性同士の先輩後輩で支えあう関係性をシスターシップと言うのですが、これも、ブラザー、シスターと言うとおり、擬似家族のひとつですね。

私は最近、ときどきですがオンライン当事者会のようなことをやっています。「ツイキャス」という、Twitterのフォロワーさんに向けて配信するラジオのようなもので、単に愚痴ったり、テーマを定めて仲間とおしゃべりしたりしています。自分に理解のある人たちだけが集まる静かな居酒屋のようで、なんだかすごく元気になります。

当事者会や自助グループはいまのところ、実際に出かけていって集まらなければいけないものがほとんどです。外出が苦手な人や、実際に集まることに不安を感じる人には、オンライン当事者会が助けになるかもしれません。最近は徐々に、Skypeなどのテレビ電話会議システムを使ったオンライン当事者会も増えてきているので、参加してみたい場合はググってみましょう。

もちろん、人が自分の内側をさらけ出す場ですから、気をつけなければならない点は多くあります。ふつうの人間関係と同じでトラブルだって起こるので、そこの点は注意で、特に自分で運営してみようという場合は関連の書籍を読み込むなど、準備と覚悟も必要です。そのぶん、ほかの場では得られない貴重な収穫もたくさん得られるでしょう。

＊14：原作は海野つなみ作『逃げるは恥だが役に立つ』（講談社 2013）

＊15：http://ir.u-gakugei.ac.jp/bitstream/2309/144696/1/18804306_67_40.pdf 最終アクセス：2019年6月13日。

宇樹、最初の離婚危機
どうして私を放置するの⁉

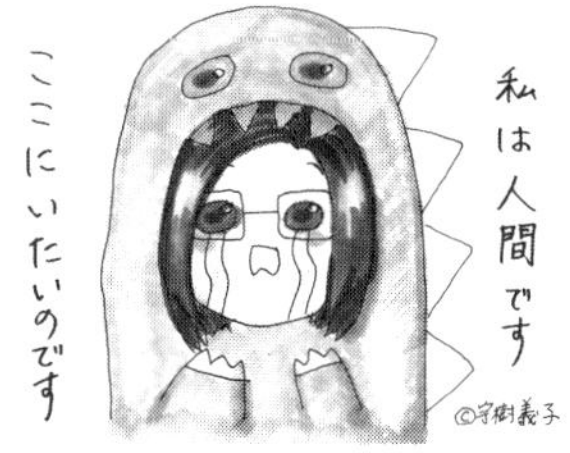

２０１５年のことです。夫の仕事の関係で、私と夫は1年ほどのあいだ、海外に住むことになりました。３年たってようやく故郷から遠く離れた土地に慣れて、体調もよくなってきたと思ったら、今度はさらに国境を越え、気候区分まで異なる異国。

思ったよりも英語が通じなくて、現地の言葉ができない私には否応なく心細さの募る環境。もともと多忙だった夫が駐在先でも同じように飛び回り、ほとんど家にいないため、私にはだんだんとフラストレーションが溜まっていき……。

一緒にいてくれると思ったからついてきたのに！

環境変化が苦手なＡＳＤの私にとって、海外での生活は、海外ライフを楽しむなどという優雅なものではありませんでした。カルチャーショックも満載。

たとえば、その国の電化製品や家事用品は想像以上に日本よりも使いづらいのです。最新型の洗濯機なのに、一回の洗いが終わるまでに3時間かかるし、洗剤のボトルや掃除用品も日本のように便利ではありません。日本と同じように家事をこなそうとすると大仕事です。ウェブライターの仕事を始めていた私には、かなりの負担でした。

私は、仕事から疲れて帰ってきた夫をひっつかまえて延々と文句を言うことをくりかえしていたのですが、あるとき、ついにささいなことから大喧嘩を勃発させてしまいました。

本格的なトラウマ治療を受けたいまでこそ、「自分はあのとき、『私は愛されず、放置される』という早期不適応的スキーマ（＊16）に左右されていたんだなあ」と思いますが、当時の私には知るよしもありません。

夫のことが「私を愛さず、放置し、自分だけ好きなように生きているひどい男」のように見えてきてしまった私は、ひどいひどいひどいひどい、と夫を責めたてました。

「一緒にいてくれると思ったから、実家を捨ててついてきたのに。こんなクソみたいな外国までついてきたのに。一緒にいるためについてきたのに一緒にいてくれないなら、私はここにいる甲斐がない！」

夫は、わかった、と沈んだ声で言い、ちょっと一人にならせて、と自室に数時間引っ込みました。喧嘩のときに夫がこういう反応をすることはめったにないので、私はしめしめ、珍しく私の攻撃がきいたみたいだ、少しは反省したかな？ ぐらいに受け取って、どちらかというと興奮状態でした。

夫は暗い顔のまま居間に戻ってくると、開口一番、「離婚しよう」と言いました。

「えっ？ えっ？？」

私は突然のことに一瞬で青ざめ、頭が真っ白になりました。ちょっと、ちょっと待って、そんなつもりじゃ……。

しかし、夫はもう心を決めてしまったようです。「帰国したら離婚届を出しにいこう。それまでは申し訳ないけど、あと半年ぐらい一緒に暮らしてくれ」などと、決然とした表情と声で、トントンと具体的な話を進めていくのでした。

涙が滝のように流れ落ちる

追いすがってももはや無理なようです。取り返しのつかないことをしてしまった、と思いながら「わかった」と答えるしかありませんでした。

私はこの人と他人になるのか……と思いながら彼の顔を見ていたら、突然、名状しがたい感情がこみあげて、涙が滝のように流れ出てきました。

悲しいとか後悔とか喪失感とかひとことで言いつくせません。「私、この人のことものすごく好きなのにな」「なんでこうなっちゃうんだろうな」「あはは、私ダメだなー」という感じの気持ちがすべて混じりあいながら、身体の芯から湧き出すようにあふれてきます。

夫は私の涙をぬぐい、抱きしめてくれましたが、「ああ、これはもう夫婦としてのハグではないんだ」などと思うと、よけいに涙があふれます。目が腫れて開かなくなるほど、毎日ずっとぽろぽろぽろぽろ泣いていました。

「白馬の王子様に戻った」夫

涙がぼちぼち止まるまでに、3〜4日かかりました。「好きなのになあ」などとぶつぶつつぶやきながら泣きつづけていたら、最後にはなんだか変にすがすがしい気持ちになりました。「こんなにも好きになった相手だ。こんな私を妻にしてくれた人だ。他人同士になるのなら、人としての感謝を示しておかなければならない」と思いたった私は、心の中で、夫がいままで私にしてくれたことを一つひとつ数えあげていきました。

すると、私の中で夫の姿は、みるみるうちに「一人の人間としての限界や未熟さはありつつ、せいいっぱい私を愛してくれた人」というものに変わっていきました。なんということでしょう。まるで魔法のようです。

変わったというか、初めて本来の姿が見えてきたといったほうが正しいかもしれません。いま魔法がかかったというよりも、私が、本来白馬の王子様であった彼に、心の中で黒魔法をかけて醜い姿に仕立てあげてしまっていただけなのでしょう。歪んでいたのは、「私は放置される」という、私の心にかかったフィルターだったのです。

心構えが変わると、私の気持ちは不思議と落ち着いていきました。ささいなことに引っかかっては「ほら、やっぱり私は放置される!」と逆立てていた気持ちが、「でも、毎日帰ってきてくれるし、これもあれもしてくれるし、そもそも私なんかと結婚してくれたし」などと思い出すうちに静まっていくのです。

「自分が変われば世界が変わる」なんて言葉は、安易に使いたくありません。下手をすると、誰かの不幸を本人の自己責任にしてしまったり、配偶者から加害を受けている人を抜け出せなくさせてしまう危険があるからです。ただ、私のこのケースに限っていえば「自分が変われば世界が変わる」が成り立つ話だったかもな、と思います。

気づけば、離婚の話はなんとなくなかったことになっていました。私たちの関係はむしろ、以前よりも少しリラックスしたものに変わり、衝突も減っていったのです。

＊16：認知行動療法の流れにある「スキーマ療法」で、人生経験の積み重ねによってつくられる、「私は～な人間である」「世の中とは～なものである」といった信念を指す言葉。特に「早期不適応的スキーマ」と言うと、こうしたスキーマのうち、人生の早期（≒幼少期）にその人を守るために形成されたものの、成長するにしたがって逆にその人を生きづらくさせてしまうものを指します。

メソッド3
「自分磨き」よりも「自分許し」をしよう

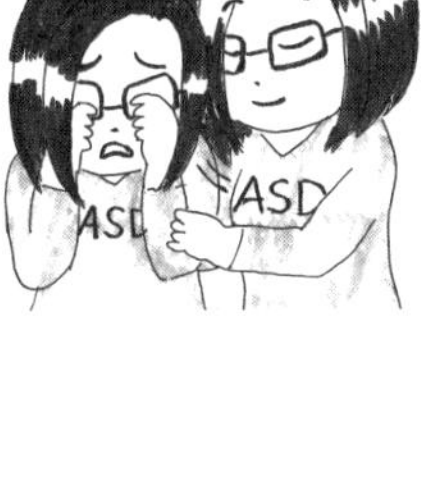

世の中には、こと女性の幸せとか結婚となると、「愛される女性になるために自分磨きをしよう！」「幸せを引き寄せられるように思考回路を変えよう！」といったような情報ばかりがあふれているように見えます。

私も以前は、そういった情報に左右されていました。好みでもないのに髪を伸ばして巻いてみたり、フワフワしたスカートやヒールの靴を履いてみたり、「合コンで男性をいい気持ちにさせるための『さしすせそ』を暗記してみたり。「すべてに感謝しよう！」などと説く自己啓発書に手を伸ばしてみたりもしたものです。

どこかおかしいなとは思っていましたが、「なんとかしてパートナーを得て実家から脱出する以外に生きる道はない」と本気で思いこんでいた私には、上のような情報が死活問題に見えて、大まじめに努力していたのです。発達障害特有の、情報を鵜呑みにしやすい傾向も関わっていたかもしれません。

だって、ほかのタイプの情報、たとえばこの本で書いているような、「女性にだって、男性に『愛され』る以外にも、生きていく方法、幸せになる方法はあるよ」みたいな情報がほとんどないんだもの。そういったあたりが、私がこの本を書こうと思った理由のひとつでもあります。

私たちはもう「自分磨き」をがんばらなくていい

私たちは、もう「自分磨き」をがんばらなくていいんじゃないでしょうか。

以下、私の、世間のいろいろな情報を鵜呑みにし、必死に「自分磨き」をして疲弊した経験をシェアさせてください。

◎必死の「自分磨き」のあげくブチ切れた宇樹

感覚過敏や体調の不安定さのある私にとって、肌にチクチクする服やアクセサリーを身に着けたり、冷えやすいところを露出するなど、いわゆるモテファッションに身を包むのは、体調の面でもとても疲れることでした。それだけでなく、そういうファッションをしていたころ、踊りに行ったクラブで「目の覚めるようなイケメンにニヤニヤしながらしつこく身体を触られる」という性的被害に遭って、はっきり抵抗できずに悔しい思いもしました。「この本について」（9ページ）にも書いたように、発達障害のある人は性的被害に遭いやすいところがあります。私もまさにそういうケースだったのかもしれません。

がんばって初めて参加してみた合コンで、いきなり「得意料理はなに？」と訊かれたことにも、その人の面白くもない話を感心したふりで聴かなければいけないことにも疑問を覚えました。

最終的に私は、誰にともなく、静かに、かつ激しくブチ切れました。「この世で男性に『愛される』のがもしこういうことなら、私は金輪際モテなくてけっこう！」みたいなことを思ったのです。

ブチ切れた私は、髪をベリーショートのツーブロック（こめかみあたりまでを刈り上げたりする髪型）にし、黒い合皮のスキニーパンツに渋い色のシャツ、黒のジャケット、キンキラの鋲つきのシューズにチャコールグレーのソフト帽、といったようなかっこうで歩くようになりました。小柄なために男性には見えないものの、当時の私は、かなり中性的、かつ個性的に見えただろうと思います。

それは、ちょうど私が発達障害を自覚し、「では手に職を」と鍼灸の専門学校に入って、初めて積極的に勉強に打ち込んでいた時期でした。東日本大震災の直後で母の状態が悪くなっていたのもあり、「こんなときにフワフワしたかっこうでなんていられるかよ、しゃらくせえ！」みたいに感じてもいました。

よく考えてみれば、自分を不本意な方向に曲げなければ振り向いてくれない人と無理にパートナーになったとしても、不本意な生活が待っているだけでしょう。だったら、いわゆる「モテ」のために無理することって、じつは虚しいことなんじゃないか？と思えてきます。

パートナー関係だけでなく、仕事や友人知人関係の人づきあいでも、「最大限の無理をしてなんとか嫌われないですむ／好いてもらう」という適応のしかたを続けると、誰だって疲れてしまうでしょう。こういった適応のしかたを「過剰適応」といいますが、発達障害女性の過剰適応と、それによる疲弊や深刻な二次障害の問題は最近注目されていて、2018年にはNHKでも特集されました。

◎自分が自分であることを許してしまおう

私は、ブチ切れて尖ったファッションをしていたとき、驚くほどすがすがしく、幸せな気分でした。なぜ幸せだったかというと、私はあのとき、自分の感覚を信じて、迷うことなく自分の好きなファッションに身を包み、自分のやりたいことをやりたいようにやっていたからです。

もしあなたが、「自分磨き」や「自己向上」に疲れているなら、もう、世間と違う自分を恥じてがんばりつづけることをやめてもいいのかもしれません。自分が自分であることを自分で許せるようになっただけで、私はずいぶんと楽に生きられるようになりました。

「傷つけられていた私」に気づいてみる

ここで、強く私の胸をよぎる考えがあります。それは、**「私たちはもしかすると、発達障害を持つ女性として生きてきた中で、世間に存在するいろいろなものから傷つけられてきているのではないか」**ということです。

たとえば、「ふつうならこういう生き方をすべきだ。女性ならばこうあるべきだ」といった、世間の要求。こうした要求に対し、発達障害や心の傷のない人ならばもう少しスムーズに適応したり、あまりまじめに飲み込むことなく半分ぐらい聞き流したりしてやりくりするのでしょうが、私たちはそういったことがあまり上手ではありません。

結果として私たちの中には、自分の存在を恥じながら生きるようになる人が多くいます。こうしたことは精神医学的な文脈でも言われていることです。発達障害者が経験する人との衝突や内面的な葛藤、周囲からの無理解や差別・排除は、塵が積もって山になるように、あるいはくりかえしのボディブローがじわじわときいてくるように、徐々に慢性的なPTSDのような形をとるようになる、とも説明されています。

「PTSDの三つのF」という概念があります。PTSDの中心的な症状をわかりやすくまとめたものです。

1 戦う（Fight）
2 逃げる（Flight）
3 固まる（Freeze）

——出典 白川美也子・著『赤ずきんとオオカミのトラウマ・ケア』（アスクヒューマンケア 2016）

この三つのFは、ヒトの脳が、死の危険から身を守るために備えている自然な防衛反応です。PTSDでは、実際の危機は去っているにもかかわらず、この防衛反応のスイッチが入ったままになってしまい、安全な環境でもこの三つのFの状態におちいりがちになります。

三つのFはもともとは本能的な反応なので、簡単にはコントロールすることができません。結果的に、三つのFを抱えている人は、「本当は喧嘩なんてしたくないのに、ついたびたび我を失って、大切な人と喧嘩をくりかえしてしまう」「大事な人を突然無性に攻撃したくなって、結果的に加害してしまう」など、人間関係のトラブルを起こしやすくなります。

夫とのあいだに何度も離婚危機を勃発させていた時期の私も、この三つのFにおちいっていたタイプです。どうにもコントロールできない自分に悩んでいた時期に読んだ本に以下のようなことが書いてあって、ストンと胸に入ってきたことがあります。

「大切なのは、これらが「症状なんだ」と気づいていることです。
たとえば、過去に死にたいほどつらいできごとがあったとして……（中略）……死にたかったのは「あのとき」であって、『今』ではない。『今の死にたい気持ち』はいわばフラッシュバックなのです。……（中略）……「これは症状だ」とわかるだけでも、少し落ち着くことができます。
（中略）過去を変えることはできません。

回復するということは、『過去の傷に影響を受けている今』が変わることなのです。

……（中略）……『戦う』のも『逃げる』のも、悪いことではありません。危険を前にしたときの自然な対処行動です。

『固まる』のも、襲われて逃げる余地を失った動物が仮死状態になって危険をやりすごすという、対処行動のひとつともいえます。

けれど問題は、こうした状態が無意識に続くパターンになってしまうことです。意識して選んだ生き方ではなく、無意識に傷の影響をくりかえしているとしたら？

もっと楽に、がんばらずに、そして自分を大切にして、生きることができたらいいと思いませんか」

——白川美也子・著『赤ずきんとオオカミのトラウマ・ケア』（アスクヒューマンケア 2016）

人間関係の中で自分がうまくコントロールできない感覚を持っている人は、一度、「傷つけられていた私」の観点から自分を見直してみると、頑固に絡まりあった糸のような悩みが、ふっと解けはじめる瞬間が来るかもしれません。

SOSを出せる力は、ひとつの財産

この章では、「ともかく自分を許していい、恥じなくていい」ということをお伝えしてきましたが、**「人の助けが必要な自分」のことも恥じる必要がない、**と強調しておきたいと思います。

私は、自分が離婚危機を巻き起こしてしまうたびに、夜中だろうがなんだろうが必死にいろいろな支援者や専門家に連絡をとって、「助けて！」と懇願しました。私から連絡を受けた彼らは、協力しながら急いで夜中に時間を割いて助けてくれたりしました。

そんなふうに人を巻き込んでしまう自分を恥じ、ある先生に「本当にすみません。みっともない、恥ずかしい」と平謝りしたことがあります。すると先生は、こう言ってくれました。

「あなたががんばってSOSを出したから、みんなが動いたのよ。SOSを出せること、そのSOSで『それならがんばらなきゃ』と人を動かせること、それはあなたのひとつの力。恥じる必要はないわ。胸を張って大丈夫。専門家側としてはむしろ、SOSを出せない人のほうが心配だったりするの」

人が人に頼らなければ生きていけないのは、障害のあるなしにかかわらず、誰でも同じです。人に頼らなければいけないことを恥じず、**SOSを出すことはひとつのスキル**なのだと考えて、堂々としていましょう。

宇樹、第二の離婚危機
かまってくれないなら
Twitterにかまってもらうから！

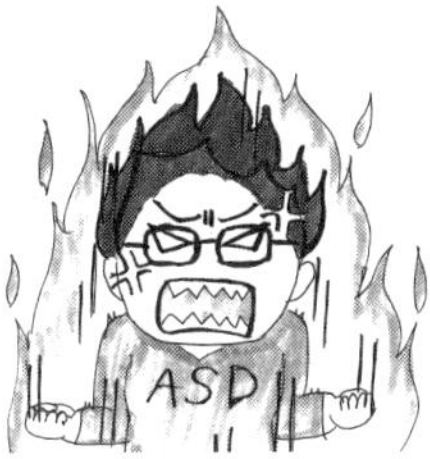

夫婦で海外に住んだ翌年、今度は夫がそのままその国に単身赴任することになりました。

英語が通じない環境のストレスですっかり体調を崩してしまった私。今度はもっと郊外に住むという話に、断腸の思いで私だけ日本に帰国し、夫と1年間離れて暮らすことにしました。

まだまだ人と親密に関わることに大きな不安を抱えていた私は、この離ればなれの生活にだんだん自分がコントロールできなくなっていきます。

「ただ、誰かといる」が下手くそだった宇樹

夫は、どんなに忙しいときも、ほぼ毎日きちんと連絡してくれました。二、三日に一度はビデオ通話もしてくれる。父はこういうことはしてくれない人だったので、私は本当に、夫のマメな優しさに感謝したものです。

けれど、わざわざビデオ通話するとなると、どうしても真正面から顔を見合わせて事務連絡するような感じになってしまいます。忙しい夫をだらだらと拘束しておくのは悪いから、用事が終わるとパッと切る。これはかなり寂しいし、特性上、会話が終わったはるかあとにやっと自分の言いたかったことに気づく私には、だんだんと「気持ちの燃え残り」みたいなものが溜まっていくのでした。

私は心のバランスを失っていきます。最初の離婚危機の章でも書いた、「私は放置される」と

いうスキーマが燃え上がることが再び増え、夫に対してヒステリックになっていきました。

夫は夫で、むしろ私を避けがちになります。いまなら「顔を合わせるたびヒステリックに責められるのだから、人として当然の反応だ」とわかるのですが、当時の私には悪循環へのスイッチでしかありませんでした。

いま思えば、臨床心理学者である東畑開人《とうはたかいと》先生の『居るのはつらいよ』（＊17）という本の表現でいえば、私は、夫と「ただ、いる」ことがとても下手だったのだと思います。

生まれ育った環境に、今日も明日も同じ日がくりかえされていくような、安定した日常がなかった私。「家庭とは危険なもの」というのが世界観のベースにあるため、逆に「家族と、ただ、なにごともなく、平和に、いる」ことに安心できないのです。

家族といえば、「次の瞬間になにか危機的なことが勃発するもの」だと思っている。人の夫とは、母にとっての夫（私の父）のように「妻を放置する者」。配偶者同士の関わり方とは、父と母のように「怒りと不満をぶつけあい、力で説き伏せあうもの」。

夫とのあいだに危機がないと、不安になってしまう。幸せなのが不安、平和なのが不安。いつもそれは、次の瞬間に失われてしまうものだったから。

うっかり安心したところへ、誰かにその安心を壊されてしまうぐらいなら、なにかあったらすぐに反撃できるように警戒しておいたほうがマシ。だから、「放置されている証拠」を、わざわざ重箱の隅をつついて探し出そうとする。「ほら、やっぱり愛していないんでしょう！ そうだろうと思ったよ、だって私は愛される星のもとに生まれていないんだもの……」
そんなふうにして、私はついに、本当に危機を勃発させてしまうのでした。

Twitter依存になった宇樹

忙しい夫に対し、「あなたがかまってくれないんなら、Twitterの人にかまってもらうから！」と言わんばかりに、私はTwitterでの議論に没頭するようになりました。昼夜問わず、Twitter。仕事も、食事や家事などの生活もそっちのけです。

再び生活リズムは崩れました。未明に安定剤をぶちこんで無理やり浅い睡眠をとる中で、夢の中でもTwitterで議論をしている。常にイライラと焦燥感にかられ、Twitterが気になってしょうがない。

夫や友人に対しては「ライターとしてTwitterで注目を浴び、そこから出世していくために必要な活動だ！」「自分で食えるぐらいに稼ぐためにがんばっているのに、人の権利のために闘っているのに、なぜ批判するのか！」などと息巻いていました。しかし、いま思えばこれは、心理学用語で言う、依存症患者の「認知のゆがみ」のようなものであり、「自己破壊的な嗜癖欲求の合理化」です。トラウマ治療の文脈でいえば、PTSD患者が抱える「三つのF」（＊18）のうち、Fight、闘争状態に当てはまるでしょう。

私はTwitter依存におちいっていました。だんだん身体のあちこちが痛むようになり、気持ちもいつも興奮状態。仕事の効率にもさしつかえるようになりました。しかし、なにかに依存している人には、一人では依存対象から身を引き剥がすことができません。私のTwitterへの依存はますます深まり、Twitterでの言動は過激さを増していきます。

ある日ついに、私は炎上を起こしかけました。

夫と、友人のくらげくん（＊19）は慌てて連絡をとりあい、私を二人がかりで説き伏せて、ブログの管理権限を奪いました。そして、しばらくTwitterもブログもやるなと言います。

完全に我を失っていた私は、「私の権利を奪うのかー！　ネットは私の唯一の居場所であり収入源なんだぞ！」と怒り狂います。「顔も見たくない！」といってFacebookで夫を制限リストに入れ、投稿を見られなくしたりと、極端な行動に出てしまいました。

自由に生きたらいい、僕のいないところで

翌日のことです。夫から「離婚しよう」とメッセージが来ました。私は驚き、真っ青になって電話をかけまくりましたが、何度かけても出てくれません（いま思えば、そりゃあ出てくれるわけないだろうと思います）。

「君の自由と権利を奪ってすまなかった。自由に生きたらいいよ。僕の存在なんかに縛られずに。

離婚しよう。僕が本帰国するまではそこにいてもいいけど、もろもろ手続きが終わったらできるだけ早く出ていってくれ。引っ越し代は出すから」

また、やってしまった……。どうしてこんなことをくりかえしてしまうんだろう。なぜいつも、いちばん失いたくない大切なものを、自分から損なおうとしてしまうんだろう。自分で自分がまったくコントロールできない。自分の中に化け物がいるみたいで、自分一人ではどうにもできない。お願い、誰か助けて……。

私は、恥も外聞もかなぐり捨てて、ある有能な精神科医に連絡をとりました。無理なお願いだとわかっている。でも、緊急事態です。助けてください。家族の危機の再演がやめられません。このままだと私は夫を失ってしまいます。夫を失いでもしたら、私は今度こそ生きていける気がしません。Skypeなどでセッションしていただけませんか。かかったお金はきちんとお支払いします。

すると先生はなんと、その日の夜のうちにSkypeで緊急セッションをしてくれました。

先生は言いました。

「ごめんね、あなたが言ってほしかったであろうことを私は言わない。夫さんのしたことはDVじゃないわ。芯にあるのが明らさまな支配欲で、ほんとに殴るとか、女の存在が背景にあるとかだったら、もちろんDVだって指摘するけどね。

あなたの夫さんは見るかぎり、95%があなたへの愛そのものの、理想的な配偶者よ。人間として当然持っているわずか5％の欠点が、まるで100％みたいに見えてしまうのは、夫さんではなく、あなたの側の問題。

夫婦で競争関係にはまらないこと。夫婦だって、生き方や社会的地位なんかについて互いにライバルであったりもするけど、そこで互いを叩きつぶしあうようなことをしないのが夫婦でしょ。夫婦のあいだに競争関係は似合わないわよ」

私は、先生の言葉に癒やされながら猛省しました。先生と話したことをすべて書き、本当にごめんなさい、離婚しないでほしい、と書き添えたメッセージを送ると、本当に幸いなことに、夫は1週間ぐらいのうちに私を許してくれました。

3カ月間の内省と、パンドラの箱

私は、離婚しないことの交換条件として夫から示された、「SNSの謹慎、少なくとも3カ月」をごく素直に守りました。そのあいだ、仕事に打ち込んだり、愛やトラウマに関する本を読んでセルフケアしたり、学んだことを手元で文章にまとめたりしたのです。

3カ月たって「Twitterもブログも解禁すると、世界はずいぶん違って見えました。動悸や不安感などのストレス反応が出たらすぐにネットから離れるようにしたら、食事や家事、散歩などの日々の生活を大切に味わえるようになりました。現実生活で充実感を感じたのは、このころが人生で初めてだったかもしれません。

こうして、私の巻き起こした二回めの離婚危機はなんとか収束しました。「夫との夫婦関係上のすべてのトラブルの原因は、私の心に巣食うトラウマらしい」というのは、この3カ月をかけてつくづく理解しました。

しかし、私はまだ、本格的なトラウマ治療を受けることには二の足を踏んでいました。トラウマ治療で劇的な効果があるとされるEMDR（＊20）という治療は、トラウマ記憶を直接扱うため、治療途中が非常につらいと聞いたことがあったからです。

自分を守るために忌《い》まわしい記憶を押し込めていたパンドラの箱を開けるのですから、想像するだに恐ろしい。いま覚えているのよりもひどい記憶が出てきたら、箱の底の希望が見えるまで自分が耐えつづけられるものか、想像がつかない……。

そんなわけで、それから1年くらいのあいだ、私は自分の腹に埋まったパンドラの箱が開かないように、抜き足差し足で歩くようにして暮らしました。結果的に私と夫の関係性は、ぼちぼちの小康状態を保ちました。

1年後、私は結局、そのパンドラの箱を開けざるをえない事態に直面します。続きは「宇樹、第三の離婚危機　クニに帰らせていただきます！」（125ページ）で。

＊17：東畑開人・著『居るのはつらいよ ケアとセラピーについての覚書』（医学書院 2019）。精神科デイケア

施設での日常を描いたもの。
＊18：詳細は「メソッド3 『自分磨き』よりも『自分許し』をしよう」の100ページからを参照。
＊19：作家・ライター、会社員。聴覚障害、ADHD、双極性障害を抱える。広汎性発達障害の恋人（現在は妻）の「あお」ちゃんとの生活を描いた著書『ボクの彼女は発達障害』（学研 2013）が人気。
＊20：EMDR：Eye Movement Desensitization and Reprocessing 眼球運動による脱感作と再処理法。PTSDの治療に使われます。

メソッド4
詐欺やカルトから軽やかに逃げよう！

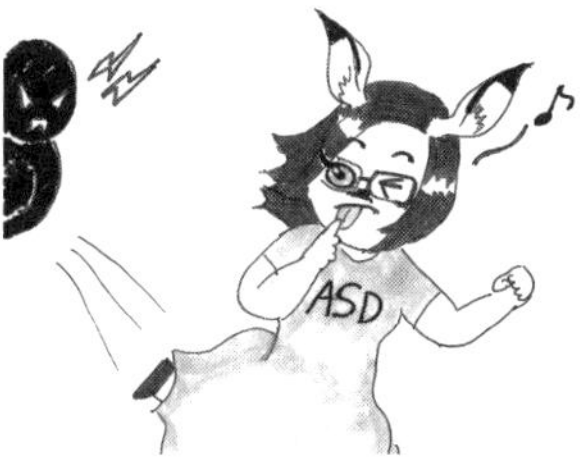

じつは私には、とても苦い経験があります。二十代半ばからの5年間ぐらい、数えきれないほどの数の怪しい健康法（恥ずかしいですがあとで少し紹介します）にハマって、多くのお金と時間と精神的エネルギーをムダ遣いしてしまったことです。

いまの私は幸い、そういった苦しいところから脱出していますが、同じような落とし穴に落ちてしまう発達障害者は多いことでしょう。この章ではぜひ、怪しい健康法やカルト、詐欺的療法にだまされないための心構えについて語りたいと思います。

軽やかに、したたかに利用して、やばそうなら2秒で逃げろ！

以前怪しい健康法にハマってしまった経験者として、ぜひみなさんに覚えておいてほしいのは、**セラピーや治療法などを「これは絶対に正しい→だから信じよう」という考えで選ぶ態度は、じつは危険**だよ、ということです。

なぜ危険なのかは紙面の都合で割愛することにして、ここではもっとも安全な態度についてお伝えしたいと思います。

もっともリスクが少ないのは、すべてのセラピーや治療などからある程度の距離を保ち、ややドライな目線で冷静に比較して、「いいとこどりだけしたら軽やかに逃げる」ような態度だと、私は思っています。

「私はこのセラピーから、払うお金や費やす精神的エネルギーを上回るメリットを得られているか」「このセラピーは最終的に私を殺さないか」を、常に紙一枚ぶんの疑いを挟みながら観察し、アンテナを張り、「少しでも雲行きが怪しくなったら2秒で逃げる」気持ちでいましょう。

世間では、つらい環境や理不尽な環境に耐えて努力しつづけることを美徳とする価値観がいまだに根強いですから、誰かから怒られたり、自分でちょっと「ふまじめなんじゃないか」「ずるいんじゃないか」とドキドキしてしまったりするかもしれません。しかし、私たちはそういうことにやたらめったら素直に耐えてきてしまったからこそ、ときどき死にたくなっちゃったりするんじゃないでしょうかッッ!!

私たちは、自分の命と心身の健康を最優先に考えていいのです。肉食動物から瞬時にピョンと跳ね上がって逃げ出すインパラのように賢く俊敏に、自分を守ることを最優先にしましょう。どんなにありがたそうな本も、どんなに効きそうな薬も、どんなにありがたげなお言葉も、自分の助けにならないならポイと放り捨てる。それが、カルトや詐欺から身を守る最善の方法だと、私は思います。

あ、もちろんこの本も、役に立たないと思ったら迷わず投げ捨ててもらっていいんですよ！マジでマジで!!　すべてのものを相対化してください、この本も含めてね。

私は思うのです。宗教であれ思想であれセラピーであれ、なにかを信じたり頼ったりするときの態度は、イージーで打算的であるほどいい、と。

私はじつは30歳を過ぎてからカトリックで洗礼を受けたのですが、私はそれはそれはふまじめな信徒です。教会へは夫につきあってしぶしぶ行くぐらいで、今でもお寺でぼーっとするのが大好きですし、いろいろな宗教のいいとこどりばかりしています。

理屈っぽい宇樹が、なぜ怪しい健康法にハマったのか

私は二十代半ばから、いまの夫のところに身を寄せるまでの5年ほどのあいだ、いろいろな怪しい健康法にハマっていました。

痛みで倒れ、出血の多さで貧血傾向になるほどの月経困難症があるのに（のちに、こういう症状がある場合は検査でわかりにくいタイプの子宮内膜症である可能性があると知りました）、子宮をゆるめるとか鍛えるとか温めるとか、女性性を受け入れるとかいった系の健康法にハマったり。

片頭痛をどうにかしようと、頭の熱をとるハーブマッサージだの、ノーシャンプーだの（市販のシャンプー剤を使わないとかの健康法）、高いサプリだの、パワーストーンだの、なんとかエッセンスだの。あるいは、腱鞘炎でいままさに炎症があるのに、「温めて治す」系の健康法とか……ちゃんと片頭痛に効く片頭痛薬というのがある、腱鞘炎ならまず冷やし、整形外科に通ってリハビリを受けるのがいい、などということを知ったのは、こうした健康法から脱してからの

ことでした。

ハマッた健康法はもっとたくさんあるのですが、このへんにさせておいてください……。

こういった健康法の世界観、じつはいまだに嫌いではないですし、基本的に健康な人が自分で楽しむ範囲で実践するぶんには素敵だと思います。しかし私の場合、完全に標準医療での治療が必要な病気があるのに、こうした健康法にハマってしまったことで、標準医療での治療を受けないまま無為に時間とエネルギーとお金を費やしてしまいました。そこが大きな問題だったと思っています。

私は、いわゆるふつうの病院の治療ではなかなか改善できなかった、いろいろな症状を改善したい一心で、どんどんカルトっぽい世界に突進していきました。いま思えば、病院の治療で症状がよくならなかったのは単に、「過酷なストレス環境にさらされつづけたまま、いまいち的を射ない治療を受けていたから」なのですが。

費やしたお金は合計で数百万円にのぼると思われます（笑ってやってください……。こんなに理屈っぽいクセにバカじゃーん！　と笑い飛ばしてください。そのほうが救われます……。泣）。

私が怪しい健康法にハマっていた時期は、思い返せば地獄のようでした。

よくしたい症状はよくならないし、よくならないのを「私の心がけが悪いからだ。もっともっと努力しなければ」みたいに思いこんでしまう。もともと低かった自己肯定感までがさらに削られていっただけでなく、必死になるほどに周囲から「カルト信者みたい」と言われたりして孤立感を深めるなど、本当にいいことはひとつもなかったのです。

「学校の勉強の成績がよいこと」や「論理的であること」と、「自分に必要な情報や知識を選択して、世界とじょうずな関係性を築けること」は、似ているようでまったく違います。

ここのカラクリは、日本トップレベルの頭脳を持っていたと言われる若者たちがオウム真理教を妄信し、社会を揺さぶる悲惨な事件を引き起こしてしまったしくみを思い出してみればわかることでしょう。

ASDの傾向からくる、人の言うこと、特に権威のある人の言うことをわりと簡単に信じ込んでしまう部分。発達障害やPTSDの生きづらさからくる、救いを熱望する気持ち。そして、「社会にとっての『優秀な人材』になるための勉強」に身を投げ込まれ、この社会のなりたちを問い直す機会と知識を与えられずに生きてきたこと。この、「権威への従順」、「救いへの熱望」、そして「教養（リベラル・アーツ）の欠如」（＊21）が、私をカルト的な世界に走らせたのだと思います。

カルトとはなにか？

ここで少し、私が「カルト」という言葉に思うことを語らせてください。

カルトとはなんでしょうか？　カルトの学問的定義はとても難しく、宗教学者でもカンカンガクガクするぐらいなので、ここでは学問的定義ではなく、この本での宇樹の個人的な定義のみしておきます。

「カルトとは、参加メンバーの利よりも運営側の利（その団体や人の、存続拡大、名声の向上、経済的利益の獲得など）を優先し、なんらかの形でメンバーの選択肢を奪って、その団体や人に縛りつけるもの」

もっとも重要なのは、「メンバーの選択肢を奪う」ところです。

カルトの人たちは、自らの利益を守るために、メンバーには脱退せず従順なままでいてほしいので、いろいろな方法を使ってメンバーの選択肢を奪います。

使われるのはたいてい、権威などのパワーです。彼らは、メンバーに対する権威を大きくするために、メンバーを無力な状態にします。

彼らは、メンバーの自己肯定感を砕き、周囲の人間関係から孤立させ、浮かびうるほかの選択肢を激しく批判します。あるいは、ほかの人が言ってくれないような甘い言葉を並べたりして、アメとムチをうまく使います。そうして、「私が生きていくにはこのグループを信じてやっていくしかない、ここにしか私の居場所はない、グループを出たら私は生きていけない」というような気持ちにさせるのです。

メンバーの人たちは、自分の選択肢がだんだんと奪われていっているのに気づきません。たいていの人は、ほかの選択肢を完全に奪われてしまったあとになっても、「これは自分の選択だ。私は自分で選んでここにいるんだ」と思いこんでいます。そしてその思いこみが、さらに彼らをそこから抜け出しづらくします。

しかし、どうでしょうか？　ほかに守ってくれる人の誰もいない、小さな子どものように無力にさせられた人の言った「ここにいたい」という発言は、本当にその人の自由意志によるものでしょうか？　私は、それは強制的に選ばされたものだと感じます。

たとえば、「言うことを聞かないとあそこの裏山に捨ててやるよ！　お前はクズみたいな子だから、泣いても誰も助けに来てくれないだろうね。お前みたいな子を育ててやれるのはこの私だけなんだよ？　さあどうする？　お前が選んでいいよ」と親に言われた子どもがいたとします。そのあと、その子が「はい、言うことを聞きます！」と言って親に従うようになったとして、私にはこの選択が、その子の命の保証とバーターに取引されたものにしか見えません。

右の例にも見てとれるように、カルトは、宗教や医療、健康法に限られたものではありません。カルトは、家族や「世間」にも散在しています。**被害者の心をパワーによってコントロールし、選択肢を奪う点で、児童虐待もDVも、企業でのパワハラも、「ふつう」を強制する「常識」も、カルトとほとんど同じ**だと、私は思います。

さらにいえば、いわゆる伝統宗教の中にも、カルト的な人や、カルト的な要素は必ず潜んでいるものです。これは、さまざまなお寺や教会などとも親しんできた私が、実感をもとにいえることです。

初めのうちはなによりもメンバーの救いと健康、幸せを優先していた教えも、人々が何千年も運営していくうちに、本来の道を見失うことがあるのです。というか、道は残念ながら、基本的には失われています。私たち一人ひとりが感覚を常に研ぎ澄まし、人間の根本や真髄に立ち還る態度でいなければ、「ありがたい教え」は人を救わないばかりか、もっとも人を傷つけるものとなりうるのです。私たちには、常に「野生のインパラのように賢く俊敏に」、カルトから逃げ出す準備をしておく必要があります。

私も徐々に段階を踏んで、こうしたいろいろな「カルト」から脱出していっている最中です。みなさんにも、こうしたカルトから脱出し、もっともっと自由に生き方を選んでいってほしいと切に願います。

＊21：私がカルト的な世界にハマってしまう前に身に付けておきたかった教養（リベラル・アーツ）の具体的な内容は、紙面の都合で割愛しました。いつか別の機会にお目にかけられれば、と思っています。

宇樹、第三の離婚危機
クニに帰らせていただきます！

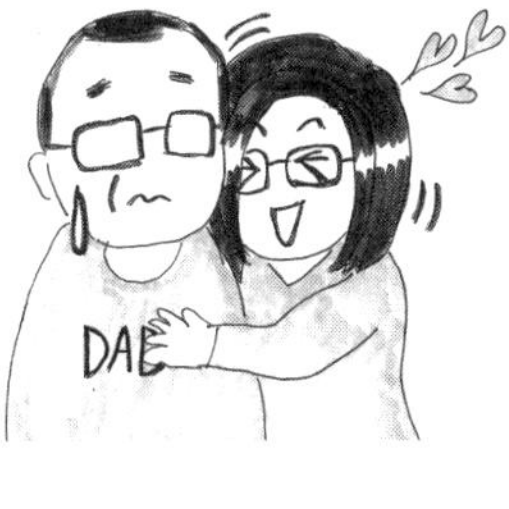

２０１７年の8月末のこと。なんと、私が駆け落ちして以来まったく連絡のとれなかった父から突然電話がありました。「お母さんが入院している。誰がいつ死ぬかわからないから一度顔を見せにこい」と言うのです。

慌てて会いに行ったところ、母は骨と皮ほどに痩せおとろえ、ぶつぶつと独り言を言っているという、非常にショッキングな状態になっていました。

母のショッキングな様子を目の当たりにしたことによるＰＴＳＤの再燃、ずっと願っていた父との和解と、関東への帰還。人生の根幹に触れる大きなことがいっぺんに起こったことによって、私はまた自分のコントロールを失うことになります。

やっぱりパパ最高……！

父はこの1年ほど、仕事を辞め、母をつきっきりで介護しているとのことで、すっかり丸くなっていました。私はまず、ワーカホリックで家庭に寄りつかなかった父が、仕事を辞めて自分で母を介護しようとしたことじたいに驚きました。

父は、この1年のあいだ、初めて徹底的に妻と向き合う中で、娘がなぜあのような形で出ていかねばならなかったのかをつくづく実感したように見えました。互いに明確に言葉に出すことはなかったものの、駆け落ち以来7年の時を経て、私たちはようやく許しあえたのだと思います。

私は、小さいころからずっと父のことを慕っていました。人間的にとても魅力のある人であったこともありますが、母から際限なく寄りかかられつづけ、学校ではいじめや虐待に遭いつづけるという心細い環境の中で、私はずっと父の支えを切実に求めていたのです。

けれど、父はいつも忙しいと言って、ほとんど家にいませんでした。私が思春期を越え、母の状態も悪くなっていくと、私は父の、母をケアしようとしないところや、家に寄りつこうとしないところが許せなくなっていきます。私が駆け落ちする数年前には、かなりぎくしゃくした関係になってしまっていました。

そんな父がいま、母と向き合うようになり、私とも和解した……。それは、それまで人間としての根本的な拠りどころを得られないまま来た私が我を失うのに、十分な威力を持っていました。私は、すっかり「パパ、らぶ!!」みたいになってしまって、母がゴミ屋敷にしてしまった実家の片づけを口実に、しばらく父と暮らしたいとまで考えるようになりました。もう四十前の人妻が、７年連れ添った夫のことをすっかり忘れて、実の父親とです……。

私、故郷に帰って実家で暮らすから！

私が実家に帰りたかった理由は、父のことだけではありません。関東で生まれ育ち、関東で三十すぎまで暮らした私は、駆け落ちして以降７年、関東の気候風土や文化が恋しくてたまらなかったのです。

駆け落ちした先は、故郷とは陽の光の色が違う、陽の長さが違う、夕暮れと朝焼けが違う、言葉が違う、食べ物が違う、交通システムが違う、文化が違う……。生活の一つひとつがことごとく、身体にしみついたものと異なる環境は、変化が不得手なASDの私にはたいへんにつらいものでした。

それに、ある程度以上の収入を得られるライター仕事を探そうとすると、たまには会社に出勤する仕事や、あちこちに出向いて取材するような条件のものが大半です。私がいま住んでいる地方都市でも、車を運転できる人なら多少の仕事はありますが、私は車の運転ができません。運転免許は取れたものの、注意散漫のために極端に運転が下手で危険きわまりないため、運転しないことにしているのです。

そんなわけで私にとって、この地方都市から動けないことはとても不本意でした。パンドラの箱を抱えたままで、まだ夫に対して勝手な怒りをふつふつさせていた私は、「私だって環境が環境ならもっと稼げるんだから！　あなたといるためにここに住んでることで、こんなふうにくすぶってるんだからね！」などと思っていたのです。いまとなっては、書かずにすませたいほど恥ずかしいです……。

そこへ降ってわいた、「実家を拠点にしてライター活動ができるかもしれない」という状況。父との和解の件も含め、完全に舞い上がった私は、9月後半、夫にこう言い放ちます。

「ライターとして食えるようになるまで、何年か実家で暮らすね！ 私がこっちに会いに来るのは体力的にも交通費もたいへんだし、仕事に集中したいからやめとく。もし会いたかったら、あなたが出張で近くに来るときについでに会いにきてね！」

共に生きる意志がないなら、結婚している意味はない

夫は、1週ぐらいのあいだ、なんだか暗い顔をしていました。私はすっかり舞い上がっていたので、気にも留めませんでした（本当にひどい……）。

ある日、私がかかりつけの心療内科から帰ってきて「紹介状を書いてもらってきた！ これからは関東のクリニックに通うことになるから！」と報告すると、夫はしばらく押し黙ってしまいました。

再び口を開いた彼は、さすがにおかしいなと冷や汗をかきだした私に、「離婚しよう」と言います。

「共に生きる意志がない人と結婚を続けることに、僕は意味を見いだせない」

夫は、おかしくなった私を、「7年ぶりに実家関連のことが大きく動いて興奮しているだろうから」と、しばらく見守っていたのだそうです。だけど、1カ月ほど見守っても様子は変わらなかった。どうやらこの人は本当に自分とともに暮らす気持ちがないらしいと感じて、見損なった、と。

夫はこうも言いました。

「君は、生き延びられれば誰でもよかったんだ。都合よく現れた僕を利用していただけなんだ」

夫がこのように思ってしまったのも、いま思ってみれば当然のことです。

何年も共に生き、必死に食わせ、支えてきた愛する妻が、自分のことを愛してくれていると信じてきた妻が、突然、実家に帰って父親と暮らすと言う。実の父親を相手に、まるで新しい恋人でもできたように浮き足立ったそぶり。自分以外の強固なサポートが現れた瞬間、踵《きびす》を返してこちらを見向きもしなくなる……。

そんな状況を目の当たりにした夫が、深く傷つくと同時に、自分の全身全霊の愛に平気でこんな仕打ちを返す妻の人格を、見損なったとしてもしかたありません。

我を失っていた私は、またもこんなふうに夫を傷つけて初めて、自分がとんでもないことをしでかしてしまったことに気づくのでした。

動揺していたため細かい経緯を思い出せないのですが、私はそれから急いで近くのホテルをとって、一人で1泊しました。この状況で夫と向かい合って過ごしてもいいことはなさそうだと思ったことと、1日でもいいからちゃんと自分を振り返る時間をとらなければと思ったことは覚えています。

私はホテルで、前章で緊急セッションをしてくれた先生に再びSOSを出しました。そして幸運なことに、この日の夜、緊急セッションをしてもらったのです。

ついにパンドラの箱が開いた

セッションの中で、私は先生から「あなたには『愛着』に問題があるようね」と告げられます。本来ならば乳幼児期に、親などの養育者とのあいだに築かれる、毎日24時間レベルで心身ともに密着した関係性のことを愛着（アタッチメント）といいます。先生によれば私は、夫に出会うまで誰ともちゃんとした愛着を築くことができていなかった。初めて愛着を築いた対象が夫であったため、夫に対して「まるで、お母さんに対してわがままを言い、しつこく絡み、怒って泣く子どものような関わり方」をしてしまうのだそうです。

私はとっさに、「それはたいへんにまずい！」と思いました。大の大人が、夫に対して「お母さん」を求めるって、端的にいってすごく気持ち悪い。そしてこの、本来お母さんでない相手に「お母さん」を見、毎日24時間の密着を要求する不合理……。私はどこかで見たことがありました。そう、それは、母の、娘である私への接し方です。

まずい、たいへんにまずい。私は狂っている。自分が母からされて嫌だったことそのものを、最愛の夫に対してしつづけていた……。私は立派な加害者なんだ。母からの加害を、みごとに連鎖させている。

先生は、集中的にトラウマ治療したほうがいいと思うけど、どうする？」と言います。私は、ついに覚悟して「お願いします」と答えました。怖がっている場合じゃない。なんとしても耐えるんだ。そうじゃなければ私には、夫を失った後悔で死ぬ道しか残っていない。いいかげん、毎晩のように悪夢に出てくる、母の亡霊からも解放されたい……。

私は翌日、夫に、すべてを正直に話しました。これは私の問題だとつくづくわかった。本当に申し訳なかった。あなたを失いたくない、もう自分から逃げないでがんばって向き合うから、どうかもう少しだけ見守っていてほしい……。

幸いにも夫は、私の願いを受け入れてくれました。それから半年ほどのあいだ、私は何十万円かかけて集中的なトラウマ治療に臨み、驚くほどの回復をしました。

私の腹に埋まっていたパンドラの箱は、ついに開け放たれました。箱の中に沈んでいた、真っ黒でドロドロした「私は放置される」という呪いの塊は、成仏しました。EMDRで「最古の最悪の記憶」から「いま・ここ」までのあらゆるものを引っぱり出し、ぐるぐるとかき混ぜながら光を当てていく中で、すべては清潔な青い空に向かって立ち昇り、消えていったのです。

最後に残ったのは、もちろん希望です。私はようやく、自分の呪いの世界の中の夫でなく、目の前の夫を見、彼と手を取り合って暮らしてゆけるようになりました。もちろん多少のいざこざはあるでしょうが、私はこれからはもう、同じ失敗をくりかえすことはないでしょう。これから二人の歩む先になにが待っているにせよ、もうきっと大丈夫なのだと思えます。

メソッド5
自分を癒やし、パワーアップさせる「白魔法」を使おう

この章はわりと長いものになっています。みなさんには必要な部分や、役に立ちそうな部分だけパラパラとめくって、使ってもらえたら嬉しいです。

私のセラピー歴、読書歴などについてつらつらと書いてありますが、長くなったのには理由もあります。私がこの本を書こうと思った理由のひとつに、過去の私自身が、「発達障害の当事者女性による、当事者のための、長い長い人生物語」を読んでみたかった、ということがあるからです。

発達障害ってどんなもの？　という一般の人の疑問に答えるような、親しみやすいコミックエッセイは多いですし、男性当事者の物語の書き手としては市川拓司さん、女性当事者なら綾屋紗月さんがいらっしゃいます。彼らの作品ももちろん、私にとってとても大事なのですが、もし、もっと当事者読者に寄せた「この困難な人生クエストの一歩先を歩くお姉さんが語ってくれる、人生の実感」みたいな情報が世の中にあったら、過去の自分はきっと、もっと鼓舞されたとも思うのです。

私は決して、「私の通ってきた道のりをそのままたどって私のように幸せになりなさい！」などと言いたいわけではありません。ただ、「一人の仲間の女性が見た人生の姿ってこういうものなんだな」ということを、単にひとつの例として知ってほしいだけなのです。

これを読んでくれている人が、「確かに私はいまは満身創痍だけど、私なりの回復や成長のストーリーがどこかにあるのかも。というよりもしかしたら、それが生きるってことそのものなのかもな」と、フッと楽になってくれたら、それだけで嬉しいです。

人生の冒険に出るための「ちょっといい装備」がひとつ増えた、と思ってみてください。ハードモードな人生クエストを、ともにやり込んでいきましょう。

人生とは、人として生まれ落ちた傷を癒やすための旅？

人生って、なんでこんなにつらいことが多いんでしょうね。なぜ、これほど多くの人が、大きな傷を抱えて生きたり、その傷のために人を傷つけたり、誤った選択をしてしまうのでしょう。

私はここ数年、「人はじつは、『この世に人として生まれ落ちること』じたいに大きな傷を抱えていて、人生とは、その傷を癒やすためのマッチポンプな旅なのではないか」という感覚にとりつかれています。

この感覚に、エビデンスなんかありません（笑）。単に、トラウマ治療の一環としてイメージワークをしていたときの、ある強烈な体験に心をつかまれているだけです。

医師の手で軽催眠状態に導かれ、「生まれる前に戻る」ところを思い浮かべていたら、私は産道のようなトンネルをどんどんさかのぼっていきました。そこで突然圧倒的なまぶしい光に包まれ、最後にフッと暗い宇宙のようなところに出ます。

光に包まれた瞬間、「ああ、これですべてから解放される！」と感じ、強烈な癒やしの感覚に、涙があふれて止まりませんでした。

出た先の宇宙では、私には身体がなく、空間には音がありません。しかし、そこは不思議と温かく、生命の存在感に満ちていて、すべてと一体であった私は、「永遠の解放と安心」のようなものに包まれていたのです。

「そんなに心地よいところならずっとそこにいてもよかったのに、あなたがわざわざ人間として生まれようと思った理由はなに？」と医師に訊かれ、私の口からは勝手に、「人と触れあいたかった……」という言葉が絞り出されました。

そうか、人の世でこんなに苦しい思いをしてでも、私は個人として産み落とされ、人と触れあう経験がしたかったんだな。それに、人として生まれる前は、私にもこんなにも温かいふるさとがあったんだな。今生の命が終わったら、私はまたそこへ帰っていくんだな……。

そう思ったら、さらに涙があふれてくるのでした。

私自身、「これは自分の脳みそが自分を救済するためにつくり出した幻影なんだろう」とは思っています。死にかけた人たちがみんな、いちめんの花畑や、すでに亡くなった人たちの影を見るのと同じようなものだろう、と。私は特に、あの母の子どもとして生まれたこと、またこうした調節の難しい身体で生まれたことでずっと苦しんできたので、この世の身体から解放されることは、特に癒やされることだったのかもしれません。

それがおそらく幻影だろうとどこかで理解しつつ、私たちはそれでも、いまわのきわに見る花畑や、亡くなった大事な人たちのことを思うことで、人生をより力づけられて生き、安心して死を迎えられるのです。それと同じようにして、私は前記の体験をくりかえし思い出すことで、自分を力づけることにしました。

こうして「私の人生とは、生きる喜びを選びとったかわりに身に負った、人として生まれ落ちた傷を癒やすための旅」と考えるようになった私は、それまでよりずっと楽に生きられるようになりました。とても深いところで癒やされ、救われたのだと思います。

私たちの人生は「ブラック仕事」みたいなもの

さて、私個人は、前記のように考えることで癒やされ、救われた思いがしているわけですが、人の「癒やし」とか「救い」、その逆の、「絶望」ってなんだろう、と、改めて考えてみることにしました。主観的なことだからこそ、この機会にきちんと言語化して決着をつけたかったし、それが少しでも誰かの役に立てばと思ったからです。

私の当面の仮説は、以下のとおりです。

・人の癒やしや救いとは、自分が生きていることになんらかの形で「納得する」こと
・絶望とは、「人生というブラック仕事」によるバーンアウト症候群

バーンアウト症候群（燃え尽き症候群）ってご存じでしょうか。ハードな仕事に打ち込むうちに心身が疲弊して、うつっぽくなったり、意欲がなくなって自暴自棄になったりするものです。バーンアウト症候群は、特に対人支援職など、感情労働の多い仕事に従事する人に多いといわれてきました。しかし、社会が不安定になり、多くの人が仕事でもプライベートでも負荷の大きい活動を強いられがちな昨今、職種や立場を選ばず、バーンアウトにおちいる人は増えているといわれます。

「バーンアウトしやすい要素」には以下のようなものが指摘されています。

・感情労働である
・仕事量が多すぎる
・いつ始まっていつ終わるのかが見通せない
・同じことのくりかえしである
・仕事内容にプラスの意義を見出せない
・仕事内容が社会的に責められるようなものである

比喩としては、だいたい以下のようになるでしょうか。

「大きくて重たい岩をひたすら山の頂上まで押し上げることが求められ、頂上までいったらその岩は監視役に蹴飛ばされて、ゴロゴロとふもとまで転がり落ちる。そしてまたふもとから押し上げることを求められる……。これをずっとくりかえさせられ、そのあいだじゅう、誰かから叱咤されつづける。しかも、それをやらなければいけない理由を誰も教えてくれない」

バーンアウトしやすい仕事とは、いまの言葉でいう、「ブラックな仕事」みたいな感じかもしれません。最近はときどき、「社会全体がブラック化している」と言われることもありますね。多くの人が、「私はなぜこんなに苦しまねばならないのか」を納得できないし、納得できないために、人生をうまく乗り切れずにいる。こうしたことを考えていて、私はある思いに襲われました。

「発達障害者や、生きづらい人にとっての人生って、ブラック仕事みたいなものなんじゃないか？」

だってねぇ。発達障害者にとっての人生、バーンアウトしやすい要素をことごとく満たすと思うんです。

・**感情労働である**
↓「ふつう」に合わせることを求められる。しかも、私たちは発達障害者としての人生や人生上の傷を、望んで背負ったわけではない。つくづく理不尽だなと思います。
・**仕事量が多すぎる**

↓仕事でもプライベートでも、脳みその処理量や体力を上回るタスクの処理を求められる。私たちはいつだってパニックです。

・いつ始まっていつ終わるのかが見通せない

↓人生は気づいたら始まっていたし、いつ死ぬのかはわからない。私が自殺したいと思っていた時期が長かったのには、こうした、ASDにとって特にストレスの大きな「見通しの立たなさ」もあったのだろうなと思います。

・同じことのくりかえしである

↓歯磨きとか食事とかお風呂とか爪切りとか、決まった時間に起きて活動して寝るとか、ものすごく面倒くさくないですか？ なんなら呼吸するだけでも疲れますよね。私の場合、「死ぬまでにあと何回歯磨きしなきゃいけないのかな……」と思うのはほぼ毎日のこと。試しにこう思った回数を計算してみたら1万回を超えていて思わず笑いました。

・仕事内容にプラスの意義を見出せない

↓自分の人生、どういう意義があるの？ なにかの役に立ってるの？ むしろ迷惑かけてない？ って思い悩みますよね。

・仕事内容が社会的に責められるようなものである

↓生きているだけで世間から、邪魔者・怠け者・罪人扱いされることありますよね。

こんな人生だったら、そりゃあ、燃え尽きるのも自然です。ときどき絶望だってしますよ。だけど、私は、「自分は死なないで生きていてよかったな」と今は思うんです。ここからは私がこう思えるに至るまでにとってきたたくさんの対処法を、みなさんとシェアしていきます。

人生が黒魔法をかけにくるなら、私たちは白魔法で対抗しよう

私たちの生きる人生がブラックになりがちだというのは、総合的に考えて残念ながら事実のようです。私はこれを、「生きているだけで日々、黒魔法をかけられている」とたとえています。

私が回復の過程でやっていたのは、「自分に毎日、白魔法をかけつづける」みたいなことでした。ドラクエでいえばホイミで心身の疲れを癒やし（日常的なセルフケア）、シャナクで呪いを解き（トラウマを癒やすセルフケア）、マホカンタで呪文を跳ねかえす（教養を身に付けて精神攻撃への耐性をつける）、スカラで守備力を上げる（環境調整する）といったような。ついでにいえば、当事者会やコミュニティに属することは、「仲間とパーティーを組んで冒険に出る」ようなことだといえるでしょう。

私がいままで回復の過程を経てきて実感しているのは、これらの白魔法は、私たちがブラックな人生を乗り切るために不可欠なものであると同時に、「**私たちは本来、こうした白魔法を使いこなす力を持っている**」ということです。

セラピーを受けて癒やされ、その要素をセルフケアに応用する。本を読んで、自分や定型の人たちについて理解したり、社会構造や人の心、人の生き方、愛や幸せのしくみを知ったりする。自らの居場所を開拓したり、仲間をつくったりする……。「私たちは、このようにして自らを助ける力を、ふんだんに持っている」と私は信じます。

苦しむ人の自らの中に秘めたパワーについて書かれた情報はあまり多くありません。特に、当事者自らが語ったものは希少です。病者の秘めたパワーについて、いわゆるエビデンスはあまり豊富でないわけです。ですからこれは、私がこのように信じているだけの可能性もあります。けれど少なくとも私は、冒頭から語ってきた孤立無援で満身創痍だった状態から、このようにして回復してきました。

宇樹が試してきた白魔法を紹介します

以下では、私が経てきた白魔法……いろいろなセラピーやセルフケア、読んだ本などを具体的に紹介していこうと思います。大きく回復しつつある一人の当事者は、このようなステップを経てここにいる、という参考にしてもらえたら嬉しいです。

先にひとつだけ注意させてください。こうした白魔法の素地としては、おそらく以下の２つの条件があります。

1 当面、心身が安全な環境にいて、癒やしにとりかかる余裕があること。
2 自分の調子を乱している根本原因を理解し、正面からのアプローチを始めていること（発達障害、二次障害などへの具体的なアプローチ。私の場合、高機能自閉症の診断の受容と、PTSDの自覚および治療）。

私がここまでの章で「脱出」をすすめ、支援者や支援制度、専門家とつながったり、自分の幼少期からの心の傷について振り返ったりすることをすすめているのは、こういった理由からなのです。

●イメージワークの力に気づいた：『アダルト・チルドレン 癒しのワークブック』

西尾和美・著『アダルト・チルドレン 癒しのワークブック』（学陽書房 1998）は、アダルト・チルドレン（AC）向けの、自分で取り組めるワークブックです。

インナーチャイルド（心の中にいる小さいときの自分）を癒やすイメージワークや、自分を元気づけるためにできることのリスト（花を買うとか空を眺めるとかのささいなことが100以上挙げられていて、目にするだけでなにか救われます）などがあります。

ふつうの傾聴型のカウンセリングに頼るようになって十数年経ち、苦しかったことについてただ言葉にして語るタイプのセラピーに限界を感じていた私。この本のおかげで「自分でできるイメージワーク」のジャンルに踏み込んでみようという気持ちになれました。「自分のイメージの力で自分を癒やすことができるんだ」という気づきには、とても力づけられました。

ただし、途中で「親を許そう」という章があって、そこだけは今でも私は受け入れられませんが……。

●焦らずに仕事を探せるように：『トラウマから恢復するためのPTSDワークブック』

メアリー・ベス ウィリアムズ／ソイリ ポイユラ・著『心とからだと魂の癒し トラウマから恢復するためのPTSDワークブック』（明石書店 2009）は、PTSDを抱える人のための、大きくて分厚く、重たいワークブックです。

複雑性トラウマ（家庭内での長期にわたる虐待的環境など）を抱えた人だけでなく、突然の事件や事故、災害などに巻き込まれた人のトラウマにも広く対応したもので、「生き残ったことについての負い目」「被害を受けたことについての恥の感覚」などにじっくりとアプローチしていきます。

私は、先の『アダルト・チルドレン 癒しのワークブック』を読んだことで、自分のイメージの力の大きさに驚嘆しました。同時に、自分がこれまで生きるにあたって大きなトラウマを抱えていることを自覚するに至り、自分でできる範囲でできるだけトラウマにアプローチしてみようと、このPTSDワークブックをやってみることにしました。

あえて自分からトラウマ記憶に触れにいく（専門用語で「暴露する」といいます）こともあり、精神的な負担は非常に大きいものがありました。一時的に頭痛が増えたりするなど、体調も崩しました。いまはお金がないから一人でやるしかないけれど、いずれできれば専門家に助けてもらいながらこうしたワークをやってみたい、とも思いました。

いまの自分を病ませている本体にアプローチしていくので、なにか「核心に触れている」という感覚がありました。イメージワークの中には、仏教の瞑想を思わせるようなものもあり、改めて仏教的なものの考え方に惹かれるようにもなりました。

この本の終盤に至ったとき、突然フッと楽になり、「ああ、無理せずに生きていこう」と腑に落ちました。そこで初めて、「在宅でなにか仕事してみようかな」という気持ちになることができたのです。

●PTSDを強く自覚：『赤ずきんとオオカミのトラウマ・ケア』

『赤ずきんとオオカミのトラウマ・ケア：自分を愛する力を取り戻す〔心理教育〕の本』（アスクヒューマンケア　２００９）は、精神科医・臨床心理士の白川美也子先生の本。「赤ずきん」に加害者として出てくるオオカミが、じつはもとは被害者であった、という想定で、物語形式でトラウマについて教えてくれる本です。

心理教育とあるだけあって、トラウマとはなんなのか、どういうしくみでどのような症状が出るのか、回復とはなにかについて、優しく温かい言葉で解説してあります。ＰＴＳＤの当事者にも、支援者や専門家にも役立つ実践的な本です。

この本でもくりかえし触れている、「３つのＦ」について丁寧に解説してあります。私はこのくだりを読んだことで、「自分は明らかにＰＴＳＤを抱えていて、いまのところ３つのＦでいえばFight（戦う）状態が強い」という自覚に至りました。専門家にかかるにせよ、自分でできる範囲は自分で対応するにせよ、私は自分のトラウマに向き合っていかなければいけないな、と。


「回復とは、被害者でも加害者でもなくなり、サバイバーでもなくなり、そういう一般的な名前ではくくれない『他の誰ともちがう、私でしかない私』になることです。回復の過程において、あなたが誰かに過去のトラウマ体験を語ることだけが、誰かを救うメッセージになるのではありません。それを生き延びたあなたの身体の動きや声が、あなたの創る詩や奏でる音楽や描く絵が、人になにかを伝えます。

あなたが生きているだけで本当に十分なのです。

……大切なことは、被害者にも加害者にも、そしてそれを傍観する人にもならない、三角形の３つの角の真ん中にしっかりと立つことなんだよ」

この引用部分を読んだ私は、Twitterで攻撃的な議論に明け暮れていた自分について、「このままではいけない」と強く思いました。こうして私はTwitterでの発信のしかたやブログなどでの記事の書き方を変え、しばらくのちには、ＥＭＤＲなどによるトラウマ治療を受ける決断をすることにもなりました。

●マインドフルネス的感覚に癒やされる：宗教横断的な思想書

ティク・ナット・ハン・著『イエスとブッダ　いのちに帰る』（春秋社　２０１６）や、藤田一照／永井均／山下良道・著『〈仏教3.0〉を哲学する』（春秋社　２０１６）といった、仏教僧を中心とした人たちが現代に生きる仏教的哲学について語った本は、私を力づけてくれました。

マインドフルネス（＊22）の文脈では、「すべての被造物は、雨↓川↓海↓水蒸気↓雲↓雨のように、世界の本質が状態変化したものであり、確固とした『個』や『我』など存在しない」「雨がなければ川もなく、川がなければ雨も存在しないように、すべての被造物は相互に依存しながら存在している」といった考え方をします。

もともとは自分を天涯孤独のように考えていた私ですが、「もしかして私は一人ではないのではないか、自分の存在が世の中の役に立つ立たないとかで生き死にを考える必要はないのではないか」と考えはじめていたところへマインドフルネスの文脈を知って、かなり気が楽になりました。

「私は世界から切り離された個人であり、孤独である」といった文脈とはねじれの位置にあるような観点から、世界と「我」の実存を考えるのがマインドフルネスです。

キリスト教には、神のひとつの形態として「聖霊」がありますが、『イエスとブッダ いのちに帰る』の著者ティク・ナット・ハン師は、「キリスト教でいう聖霊と、マインドフルネス（いま・ここ）は同じもの」と明言しています。

同じようなことをキリスト教の側から描いた本が、ヘンリ・ナーウェン・著『いま、ここに生きる』（あめんどう1997）です。ナーウェン氏はカトリック神父なのですが、この本の中で彼は、仏教の法輪を思わせるような車輪の描写をしながら「神の臨在とは『いま・ここ』のことだ」と語っています。

私は、現在の各種伝統宗教（キリスト教、仏教など）には多くの課題があると思っていますが、こうした、宗教横断的にそれぞれの根本に立ち返って救いを問い直そうという動きがあることには、心強さを感じます。

●イメージワークの技術が向上するが、専門家のトラウマ治療を受けたいと思う：『内なるデーモンを育む』『スキーマ療法ワークブック』

どちらも、自分で実践できるイメージワーク系のセラピーの方法を説いたワークブックです。

どちらの本で紹介されているワークも、おおまかにいって「認知行動療法」や「マインドフルネス」の流れに属するものと思われます。

ツルティム・アリオーネ・著『内なるデーモンを育む　心の葛藤を解消する「5つのステップ」』（星和書店　２０１３）は、もともとはチベット仏教の行《ぎょう》のひとつだった、悪魔をイメージして無力化するイメージワークを、現代心理学のエッセンスを加えてわかりやすいメソッドにしたものです。

デーモンワークは、心の葛藤に「不安のデーモン」などと名前をつけ、化け物として詳細にイメージしたうえで、その化け物と対話し、接待することで無力化して、最終的には彼らの生きる知恵をもらって「なかま」と呼ばれるもの（心理学用語でイマジナリー・フレンドといいます）に変身させるというワークです。座布団や椅子を向かい合わせに置き、ひとつに自分が座ってもうひとつにデーモンが座るイメージをするあたり、「エンプティチェア・メソッド（＊23）」といわれるものに似ています。

絵を描ける人はデーモンや「なかま」の様子を絵に描いて残しておくことがすすめられているのですが、私はいろいろなデーモンでこれをやったため、スケッチブックに何匹ものデーモンやなかまのスケッチが残っています。ときどき眺めてはふむふむと納得しています。

伊藤絵美・著『自分でできるスキーマ療法ワークブック』（星和書店　２０１５）は、Book1とBook2の2冊セットで６０００円弱です。この本は、端から端まで温かさと気遣いの感じられる本で、私は読むだけでも元気づけられました。

私が特に元気づけられたのは、**「心の中であいさつができる相手がいるだけでいい、それは実際におしゃべりができる相手でなくてもいいし、なんなら人間でなくてもいい」**というくだりです。

幸運にも夫というパートナーを得たものの、駆け落ちしたことで実家とは断絶してしまったし、土地の人とはうまくなじめない。どうにもこうにも、夫とのあいだにどういう関係性を築けばいいのか、まったく確信が持てない……。そんなときにこんな記述を読んで、私はとても助けられたのです。

「まず大切なのは、人と顔を合わせる、あいさつをする、ちょっとした話をする、という、そういうささやかな関わりを誰かと持っておく、ということです。そういう関わりが日常生活の中にちりばめられていると、人のこころはそれだけで少しケアされ、支えられます。家族や近所や職場や学校などで、ちょっとしたおしゃべりをしたり、愚痴を言ったりする相手がいれば理想的ですが、そこまでいかなくても、たとえば、同じアパートやマンションの住人とあいさつをする、よく行くお店の人と天気の話をする、いつも通りかかる交番のおまわりさんと会釈を交わす、そんなことでもいいのです。人間でなくても構いません。自宅で飼っているインコでも、よく通りかかる家の飼い犬でも、おなじみの場所にいるノラ猫でもいいのです（直接言葉を交わさなくてもこころの中であいさつしたりしますよね）」

——伊藤絵美・著『自分でできる スキーマ療法ワークブック Book1』（星和書店 2015）

ああ、私は少なくとも天涯孤独ではない、人と密につながることは不得手でも、「なにかとつながりを感じて支えられる」力は持っているし、それは自分の財産なのだ、と思えました。動物や自然が大好きな私には、いつも心の中であいさつしているような動物や草花、ときによっては空や風などの自然そのものとのつながりがたくさんあったからです。

以前読んだ、レジリエンス（ゴム風船を押したときに一度へこむけれど元に戻るような、人の心の柔軟な回復力のこと）についての本（＊24）に書かれてあったことも思い出しました。「人のハートはガラスでできていて、ちょっとなにかにぶつかっただけでヒビが入って割れてしまう。けれど、それにもしニットのカバーがかかっていたら、中でハートが割れてしまったとしてもバラバラになることはない。このニットのカバーがレジリエンスだ」と。

私たちは、周囲に存在するいろいろな人や生き物、環境からの、10％とか5％とかの関心や愛、つながりを切り貼りして充足していきますよね。まるで、いろいろな糸をつなぎ合わせながら、ハートを包むニットのカバーを編んでいるようだと思います。あるいは、いろいろな端切れをツギハギにして、キルトのカバーを作っているような。

ハートを包むカバーをつくるにあたって、カバーの材料に「現行の人間関係」だけを使う必要もないのかもしれません。タンクに少しずつバケツで水を汲んで溜めていくように、過去の人間関係の蓄積をカウントしていってもいいし、相手はそもそも「生きている人間」である必要もないのでしょう。つながる対象は、死んだおじいちゃんでも、吹きわたる風でも、大好きなぬいぐるみでもかまわないはずです。

不思議なことですが、私の場合、このようにしていろいろな人や生き物、環境との関係性ができていくうちに、「いま、私は何%まで満たされているか」が気になることじたいがなくなりました。

このように、この二冊のワークブックは大きな効果を感じるものでした。しかし、やはり私には頭の固いところがあり、感覚的にパッと連想するよりもつい頭で考えてしまうので、どうも一人でやるには限界があるなという気持ちも出てきました。「いつか専門家から、EMDRなどの集中的なトラウマ治療を受けてみたい」とはっきり思うようになったのはこのころからです。

●パートナーシップには自分と向き合う勇気が必要と理解：愛や人生についての思想書

モテるコツ、結婚相手をゲットする秘訣、お金持ちと結婚する裏技といった、「恋愛市場で勝ち抜く方法の指南本」は世の中にたくさんあります。「女性はどのようにして良妻賢母であるべきか」「子どもを産んでも女を失わないでいるには」とかいった本も。

しかし、こと「愛」や「パートナーシップ」のこととなると、私たちは驚くほどになにも知りません。「愛と恋はどのように違うのか、人はいかに愛しあうべきか、パートナーシップの秘訣はなにか、結婚とは、誰かが誰かと添い遂げることとは、そもそもどういった営為であるのか、人間はなんのために愛するのか」といったことを、いまの世の中には、こういったことを真正面から扱う情報があまりに少なすぎるように思います。

ここで紹介するのは、私が触れた中で、こうした愛やパートナーシップに触れ、私の深いところにある疑問に答えてくれた、あるいはヒントをくれた思想書です。

山崎正一、市川浩編『新・哲学入門』（講談社　1968）は、確か高校生時代に、評論文読解の練習として読んだ本です。「愛とは構造的にいってそもそも絶望的な試みである。愛とは、『相手の自由意志を完全な自由意志のまま、自分の自由意志に取り込む』、曲芸的な営為だからである。ゆえに、ほとんどの愛は容易に破滅する。しかし、人は誰かを愛さずには生きていけない」といったような内容に、文学少女だった私はすっかりシビれてしまったのでした。古い本で、いまは絶版になってしまっているのが残念です。

『愛するということ　新訳版』（紀伊國屋書店　1991）は、『自由からの逃走』などでおなじみの社会心理学者、エーリッヒ・フロムによる著作です。フロムは、いまのようにマインドフルネスが流行るずっと前から、禅などの東洋思想に着目し、瞑想をすすめていた人です。フロムはこの本の冒頭で「どう愛するべきかを、現代社会の誰もが教えられてこなかったし、考えてもこなかった」という問題提起を行い、本の最後まで一環して「愛とは、強い信念と勇気にもとづいた決意によって行われる、たゆみない行為のことだ」という主張を貫きます。

「愛されるには、そして愛するには、勇気が必要だ。ある価値を、これがいちばん大事なものだと判断し、思い切ってジャンプし、その価値にすべてを賭ける勇気である。

……信念と勇気の修練は、日常生活のごく些細なことから始まる。第一歩は、自分がいつどんなところで信念を失うか、どんなときにずるく立ち回るかを調べ、それをどんな口実によって正当化しているかをくわしく調べることだ。

……愛するということは、なんの保証もないのに行動を起こすことであり、こちらが愛せばきっと相手の心にも愛が生まれるだろうという希望に、全面的に自分をゆだねることである。愛とは信念の行為であり、わずかな信念しかもっていない人は、わずかしか愛することができない」

いつ読んだのか、なぜ読もうと思ったのか思い出せませんが、2004年の版であることを考えると、おそらく二十代の中ごろに読んだものと思われます。

私は、その十余年後に向き合った愛の危機（夫との二回めの離婚危機）の中で、上の2冊の鮮烈な主張を思い出し、改めて読み直したりしました。

二十代のころには絵空事でしかなかった、愛についての葛藤や、愛を妨げるものの本体を、このときに私ははっきりと目にしていました。そして、**「確かに私は愛なしには生きていけないし、愛を失わないためには勇気をふりしぼって自分の傷に向き合うしか方法はない」**という決意に至ったのでした。それからまもなく、私はEMDRを使った集中的なトラウマ治療に挑むことになります。

この時期には、M・スコット・ペック・著『愛すること、生きること：全訳「愛と心理療法」』（創元社　2010）や、V・E・フランクル著『それでも人生にイエスと言う』（春秋社　1993）も読み、上の2冊と通ずる主張に心洗われ、また勇気づけられたのでした。

『それでも人生にイエスと言う』の著者フランクルは、『夜と霧』を書いた人。一度はユダヤ人の強制収容所に入れられたものの、奇跡的に生還した人です。

彼と同じ部屋に収容された人たちの中には、絶望し、生きる意味を見失ったことで、ガス室に送られるまでもなく衰弱して亡くなった人も多くいたそうです。しかしフランクルはその中にあって希望を失わず、生還しました。

間違った思想のもと強制的に収容所に入れられ、あとは殺されるだけというのは、人の人生に起こりうる理不尽な苦しみの最大のひとつだと思いますが、彼はその過酷な状況を生き抜いたわけです。その生き抜きの過程で構築された、フランクルの人生哲学がわかりやすく記されているのが『それでも人生にイエスと言う』です。

「私たちが人生の意味を問うのではない、人生が瞬間ごとに私たちに、『お前はいかに生きるのか』

と問うてくるのだ。私たちは死の瞬間まで、瞬間ごとにそれに応答しつづける」といったようなくだりは、「人生に生きる意味なんてあるのかな」と思いつめていた私を射抜き、ゾクゾクするような気持ちにさせてくれました。

『それでも人生にイエスと言う』は、「みんなが悲しむから生きてほしい」なんていう薄っぺらい励ましに疲れた人に、もしかしたらジャストフィットするかもしれません。

●とても助かったが、やはりトラウマ治療の必要性を感じるように：cotree（コトリー）のカウンセリング

集中的なトラウマ治療を受けようと決意する少し前までの時期、しばらくcotree（コトリー）というところのオンラインカウンセリングを受けていました。

cotreeは、現在普及しつつあるオンラインカウンセリングサービスの草分けのような存在といっていいでしょう。プロフィールでカウンセラーを検索して、複数の中から相性のよさそうな人を選ぶことができるのも魅力でしたが、条件によってはある日の夜中に予約したら翌日中にはセッションが受けられる、という、「切羽つまったときの緊急避難」のように使える即応性にもたいへんに助かりました。

カウンセラーの先生にとっても利便性が高いからか、料金も対面の相場より多少安い感じなの

も嬉しかったですし（50分3000～5000円ぐらいだったかな）、会員サイト内にダイアリー機能があって、それをカウンセラーの先生がチェックしてコメントをくれたりするサービスもお得感がありました（＊25）。

いまはcotreeもさらに成長して、無料のマッチングサービス（希望条件などを入力していくとおすすめのカウンセラーを提案してくれる）などが充実しているようです（＊26）。

こんなふうに、cotreeはとても便利でした。臨床心理士などの上位資格を持った人も多くいました（もちろん多少料金が上がりますが）。ただ、cotreeはどちらかというと、「専門家にかかる敷居を低くする」ことに力を入れているサービスという感じでした。ふつうの傾聴型カウンセリングに限界を感じつつあった私は、しばらくして別のところで集中的なトラウマ治療を受けることになります。

●「自分で自分の世話をする」ことの大事さに気づく：『隠れビッチやってました』『逃げるは恥だが役に立つ』

大人気を博したテレビドラマ『逃げ恥（逃げるは恥だが役に立つ）』は、夫と夢中で観ました。「ヒロインにとっては割のいい仕事であり、ヒーローにとっては家事負担が軽くなるなどの都合のいい『契約結婚』だった同居生活の中で、互いに恋心が生まれてしまう」という設定じたいが魅力的です。過去の恋愛の中で心に傷を抱え、人間関係に臆病になっている二人が不器用ながら懸命に二人の生活を紡いでいこうとする努力や、「好きの搾取（＊27）」という、ほかの結婚生活ドラマが正面から扱うことのなかったテーマの掘り下げなど、最後まで目が離せませんでした。

特に私の心をつかんだのは、最終回近くでヒロインのみくりが自信を失って自暴自棄になったところへ、ヒーローの平匡《ひらまさ》が根気強く愛情を伝えることで、再び互いの心が通じるところです。「こんな私だけれど、私があなたを選んだし、あなたが私を選んでくれたから」と、みくりは元気を取り戻します。私もそのころ、改めて「自分は人間としてポンコツだ」と自信を失ってヤケになっていたので、とても胸に刺さるものがありました。

ちょうど同じ時期に夫がすすめてくれたのが、あらいぴろよ・作『隠れビッチやってました』（光文社　２０１６）というコミックエッセイです。親からの壮絶な虐待の中で育ち、成長してからはとっかえひっかえいろいろな男の人から「モテる」ことで心の穴を埋めていた作者が、ようやく出会えた優しいパートナーとの関係性をなんとかして続けていきたいと願ううち、自分の傷に向き合っていく内容です。

作者のぴろよさんは、自分を苦しめた父親とそっくりのふるまいで恋人の三沢さんにあたってしまい、「これは愛じゃない」と指摘されます。葛藤したあげく、ぴろよさんはこう言います。

「ねえ、三沢さん　私コンプレックスの塊で……どうしようもないんです　直す努力はしますけど……別れますか？」

三沢さんは、あなたが自分の弱さと前向きに戦うなら信じる、という返答をします。ぴろよさんはこれに対し頭の中でこうつぶやきます。

「私のダメな部分も知ってて選んでくれた　この人にとって誇れる人間になりたい」

このシーンが心に刺さった私は、ぴろよさんとまったく同じ決意をしました。

それで、ぴろよさんの真似をしました。夫に対し、「私は自信がない。自分でいろいろ努力してはいるけど、限界がある。承認の言葉に飢えまくっているので、できるだけ褒めて自信をつけさせてほしい」などとお願いしたのです。

すると夫は、きちんと「お前は十分にがんばっているし、尊敬している」などと言ってくれたうえ、真っ赤なバラの花束をくれたりしました。

私は、あまりの嬉しさに混乱しながら泣きました。

夫のくれたバラの花束を見ながら何日か生活するうちに、このままではいけない、と思うようにもなりました。みくりに対する平匡のように、それまでどれだけ暴れてても絡んでもヤケになっても私を投げ出さず、私の要求にもできるだけ応えようとしつづけてくれる夫に対し、感謝の気持ちが湧いてきたのです。それに背中を押されるようにして、「これ以上負担をかけつづけるのは申し訳ないし、人としてカッコ悪い。夫の懸命な愛に、こちらも愛と誠実さで応えなければ」と決意したのでした。

そこで、できるだけ夫の手を借りずに自己肯定感を上げるすべを探しはじめました。「自分の自己肯定感の世話は自分でする」。自己肯定感の自給自足ができるようになれば、誰かが自己肯定感をくれないからといって怒ったり泣いたりする必要がないからです。

それで始めたのがアファメーション（＊28）です。

アファメーションとは、もとの英語の意味は「断言」「肯定」という意味ですが、心理学や自己啓発の文脈では、「自分を肯定する断定的な言葉」というような意味があります。たとえば、「私は愛される人間だ」「私には生きる価値がある」といったような。

心理学でいうアファメーションでは、肯定的な言葉をくりかえし自分に言い聞かせることによって、幼少時から自分に刷り込まれてきた否定的な言葉を塗り替えていきます。

逆洗脳のような作業なので、ともかく毎日くりかえすことが大事で、アファメーションの継続をサポートするためのアプリなども出ています。アファメーションの言葉があまりに嘘くさく感じられてしまってかえって落ち込んでしまうような場合にはアファメーションは向かないと思いますが、このときの私には、日々の心のメンテナンスとして、アファメーションはかなり威力を発揮しました。

アファメーションの文言や、そのほかの「自分を世話する」方法については、先にも紹介した『アダルト・チルドレン 癒しのワークブック』が詳しいです。

●身体で感情を表現することの威力に気づく：フラダンス

『逃げ恥』や『隠れビッチ』を経てアファメーションをするようになった私は、「私は贅沢すぎる。趣味のためにお金をかけてはいけない」と自らを縛っていたことに気づきました。

そこで、なにかあこがれがあって、純粋に楽しくて、しかもさらなる心身の栄養になるような趣味を始めてみようと、フラダンスを始めました。これが想像以上に楽しい。

私は小さいころからダンスはわりと得意でした。どうも、言葉で表現された動きを理解したり、お手本をお手本のままにコピーする能力が高かったようです。しかし、運動神経はないため、ふつうのジャズダンスのようなものにはついていけません。そんなわけでダンスからは離れていたのですが、フラダンスは最低限基本の動きができていれば「いかに表情で歌詞の内容を語るか」なので、私にぴったりだったようです。

フラダンスはひたすらに内面世界にある「空」や「風」、「愛」などを手や表情で表現することに集中できるので、これは初めてながら楽しい体験でした。私は教会のミサで聖歌を歌ったりお祈りしたりすることがありますが、それを無言で、身体全体を使ってやるような感じです。「ふだん使わない感情の筋肉」が存分に使われるような、独特な発散の感覚があります。フラダンスはもともと、ハワイの土着の神に捧げる祈りだったので、やはりどこか宗教的な癒やしとつながっている気がします。

もしかすると、「内面世界が豊かだけど口が重たい」ようなASDタイプの人には、フラダンスは向いているのかもしれません。

●一挙に回復、ますますセルフケアに励むように：EMDR、バタフライハグ、ブレインスポッティング、TFT（思考場療法）

離婚危機を巻き起こすたびに緊急セッションをお願いしていた先生から「愛着の問題」を告げられた私は、ついに覚悟してEMDRなどの集中的なトラウマ治療を受けることにしました。

EMDRのセッションはとても不思議なものでした。まるで、先生と一緒にタイムマシンに乗って、自分の過去までさかのぼったり現在に戻ってきたりをめまぐるしくくりかえすような感じです。

セッションは、トラウマ記憶を想起するように言われ、頭に浮かんでいるものや感じていることを話す↓目を数十回左右に動かす↓また浮かんでいるものや感じていることを話すのくりかえしで進んでいきます。ふつうの傾聴型カウンセリングの経験から、感じていることについて長々と言語化する癖がついていた私は、一生懸命言語化しようとしているとパッと制されて「では、それとともに」と眼球運動をうながされるので、最初は面食らいました。

どちらかというと反射神経の必要な連想ゲームのようで、いままでに使ったことのない「心の筋肉」を使うような、不思議な感じがしました。おそらく、見えているものを素直に口にせずとも、セッションはそれほど問題なく進んでいくと思われます。のちに、トラウマ記憶の言語化に抵抗のある人や、語彙が十分でない子どもにも使えると言われているのを見かけ、納得したことがあります。

噂で聞いていたとおり、生育過程を振り返っている間は一時的にフラッシュバックがひどくなったりして、かなりつらかったです（「封印していたパンドラの箱を開けて災いに身をさらす」のだからあたりまえです）。しかし、何十年も変わらなかった悪夢の内容が動き出したり、いつも夢に出てくるけど意味不明な怖いものだった存在の意味が突然ハッと思い当たったりと、確実になにかが変わっているのが感じられました。

セッションを重ね、時空が現在近くまで戻ってきたころに突然フッと楽になりました。「あれ？　私いままで何十年もいったいなんの悪夢を見ていたんだろう」という感じです。

頭の中はずっと少女のころの記憶に生きていたのに、我にかえったら自分はもうしっかりしたおばさん。まさに浦島太郎。「いま・ここ」にいることの大事さはあちこちで聞き、頭ではわかっていましたが、自分の脳みその中の時空と現実の時空が一致していることは、こんなにもヘルシーなんだと驚きました。

ＥＭＤＲは、ＰＴＳＤへの効果についてはっきりしたエビデンスのある治療法です。治療者と築いた安全な環境の中で、トラウマティックな記憶を思い浮かべながら眼球を左右に動かすことで、トラウマ記憶への反応を小さくしていきます（減感作といいます）。効果のあらわれるしくみはまだあまり解明されていませんが、睡眠時の記憶再処理システムだと考えられている、左右に眼球が動く「レム睡眠」を参考に考案されたものだそうです。

ＥＭＤＲの系統から発展した、あるいは関連するトラウマ治療・トラウマケアとして、バタフライハグ、ブレインスポッティング、ホログラフィートーク、ＴＦＴ（思考場療法）などがあります。私の先生は状況に応じてこれらの方法も併用して治療してくれました。

これらの治療には、今のところＥＭＤＲのようにははっきりしたエビデンスがなく、特にＴＦＴは効果を疑問視する専門家も多くいるようです。しかし、能力や経験、本人との信頼関係のしっかりした先生が、ＥＭＤＲなどのエビデンスの十分な療法と併用する形で、納得できる範囲の料金でやってくれるぶんには「まあＯＫ」なのではないかと、私は思っています。

ＥＭＤＲなどによる本格的なトラウマ治療は、一回1時間ほどにつき1万円前後（実費）で、10回とか20回とかの回数を続けるところが多いようです（＊29）。しかし、私の場合、上位の資格や経験をお持ちの先生に、診療時間外の時間にSkypeなどで90分のセッションをしてもらう、というもので、選定医療費というものを含めて一回4万円強かかりました。

交通費もかからず、確実な治療技術をお持ちの先生のセッションを自宅でゆっくりと受けられ、結果的に少ない治療回数で効果が出るので（確か4～5回で終わりました）、結局は一般的な料金のセッションとトントンか、逆に安くすんだぐらいではないかと思っています（前記の一般的料金の治療にかかる回数や、交通費などを計算して比べてみてください）。しかし、なんにせよトータルで20万円ぐらいかかって、金額にちょっと頭がクラクラしたのも事実です。

トラウマ治療ってこんなふうにお金がかかりますし、当事者は長期にわたって症状に苦しむあいだ、十分に働くことも、人生をゆっくり楽しむこともできません。こうした2つの意味で、世の中の虐待とか差別とかは本当にゆゆしき社会的損失だと腹が立ちますが、だからこそ私が強調したいのは、「私たちはこうして失われたぶんのお金を堂々と取り返していい」ということです。私が巻末資料のフローチャート（183ページ）で、お金の面のことを重要視したステップを組んでいるのもこうした理由からなのです。

障害年金、生活保護、社会福祉協議会の貸付金、その他の給付金、友人知人のツテ、ネット上で連絡手段を見つけられる専門家など、頼れるものはどんどん頼りましょう。世間がなんだかんだ責めようとしてくることも、これらの助成やツテが、追いつめられている人ほど簡単には勝ち取れないものであることも知っています。であるならばせめて、責めないでいてくれる、勝ち取るために最大限の努力をしてくれるような支援者や支援機関と出会ってほしい、と私は願っています。

●自分が助かり、ほどほどな範囲なら怪しくてもいいじゃんとなる：占いやお守り、おまじない

EMDRの治療をしてくれた先生は、セッションの中できちんと私の意志を確認したうえで、

ちょっとしたヒーリングのようなものも併用してくれました。こちらは必死だし、すでにお金は払っているので、効きそうなものであればなんでもいいといった感じで、「お願いします」と言ってやってもらいました。私には、以前はこういったものを鼻で笑っているようなところがあったのですが。

そのヒーリングじたいが効いたのかどうかはわかりませんよ。でも、私は満足でした。それでいいんじゃないでしょうか。私はむしろ、エビデンスの有無ばかりにとらわれず、かといって医師としての倫理を踏み外すことなく、「患者の力になりうることなら」と、なんでも貪欲に取り入れていかれるその先生の生きざま、そこまでして助けてくださろうとする想い、それじたいに力づけられたのです。

そんなわけで自分でも、もともと趣味として好きだった、タロット占いや、キリスト教の聖人などをモチーフにしたお守り、ちょっとしたおまじないのようなものを積極的に取り入れるようになりました。

占い師に頼ることにはけっこういろいろなリスクが高いと思いますが、自分でやる占いの世界でイマジネーションを膨らませるぶんには、なかなかによいセルフケアになるのではないかと思います。

特にタロットは、カードじたいが数千円、読解本も数千円でずっと使えるので、コストパフォーマンスもなかなかです。一説にはタロットカード全体が「一人の人が人生を旅し、内的世界を完成していくまでの物語」を表しているといわれているので、「本当に悪いカード、一巻の終わりのカード」というのは存在しない、と言われているところが、私は好きです。

お守りは、聖人や聖句の彫られたメダイ（メダル）を、教会やクラフトショップから買ってきて、なにやら効果のありそうなパワーストーンや、見た目にきれいなビーズを使って、ブレスレットや携帯ストラップなどを作ったりしました（材料費数百円）。感覚過敏のため、つけて出かけることはなく、作って飾っておいて満足するだけなのですが。

おまじないは、たとえば小鳥の形の入れ物（１０００円ぐらい）に、かなわなくてつらい願いを書いたメモをたたんで入れておいて「空に持っていってもらう」とか、幸運を運んでくれるという猫のヒゲを集めておく、とか、かわいらしいものです。

あとは、チャクラがどうこうの７色のチャイムを玄関に提げてみたり（１０００円ぐらい）、チベットのシンギングボウルが鳴りまくるヒーリングミュージックを聴いてみたり（Amazonプライム会員向けの無料の曲）。ちょっとした詩集や名言集のようなものをめくるのも好きです。たまに、カトリックの聖歌やグレゴリオ聖歌を聴いてみたりもします（夫からもらったもの）。

カトリックの教義では、神以外を崇めることや、占いのたぐいは禁止されているのですが、え？　いまなにか言いました？　ぐらいに聞き流しています（笑）。自分が助かって、そんなにお金がかからなくて、ほどほどな範囲で収められて、誰も傷つけないかぎりは、べつになにをやったっていいんじゃないでしょうか（笑）。

●自分の依存傾向と向き合い、当事者活動に救われる：依存症や当事者活動についてのさまざまな本

離婚危機の記録の中で、私がTwitter依存におちいった話が出てきますが、なにかへの依存傾向を持っている人は、依存体質というか、いろいろなものに依存しやすいタイプなのだそうです。

確かに私は、小さなころから甘いものやチョコレートに依存する傾向があって、ストレスがたまると板チョコ2枚とかチョコパイ4つとかドカ食いしていましたし、ソーシャルゲームに依存したこともあります。怪しい健康法にハマっていたころは、怪しい健康法に依存していたとも言えるでしょう。

浪費の傾向もないではないですし、過去に恋愛依存や性依存の傾向が強かったことも自覚しています。私はアルコールがまったく飲めない体質なのでアルコール依存にはおちいりませんでしたが、飲める体質だったら確実に依存していただろうと思います。ギャンブルも、環境が騒々しいものが多いし、自分がギャンブルをやったら絶対に破滅するまでやるだろうという自覚があったから手を出さなかっただけです。

筋金入りのコミュ障である私は、國分《こくぶん》功一郎《こういちろう》ほか・著『現代思想　2017年8月号「コミュ障」の時代』（青土社　2017）が発売されたとき、まっさきに読んでみました。特集の中には、

発達障害当事者研究者である綾屋紗月《あややさつき》さんと、薬物依存症自助グループの「ダルク女性ハウス」代表、上岡陽江《かみおかはるえ》さんの対談がありました。

綾屋さんと上岡さんは、「薬物依存症者と発達障害者の生きづらさには似たところがある」「依存症者の自助グループで培われたノウハウは発達障害者にもよく役立つ」「当事者同士で集まってミーティングすることの効用は大きい」ということをおっしゃっていました。

特集の中のほかの部分では、哲学者の國分功一郎氏がダルクの人たちの訴える生きづらさから刺激を受け、「人には本当に自由意志なんてあるのか？」ということを突き詰めて書かれたという『中動態の世界――意志と責任の考古学』（医学書院　２０１７）に関わる対談もありました。

綾屋さんは、ダルクの人たちとの交流や、北海道浦河にある「べてるの家」という、統合失調症の人を中心とした「当事者研究」グループの活動を参考に、「発達障害当事者研究」をされているとのことでした。

こうした『現代思想』の「『コミュ障』の時代」特集には、もろもろの依存症傾向の自覚もあり、トラウマ治療を経て「病む人自身の力」みたいなところに興味が湧いてきた私には「これだ！」と感じるものがありました。

ここから、ＡＡ（アルコホリック・アノニマス、アルコール依存症者の自助グループ）が作った、『12のステップと12の伝統』（ＮＰＯ法人　ＡＡ日本ゼネラルサービス　２０１５）という冊子や、『中動態の世界』、綾屋さんによる『発達障害当事者研究――ゆっくりていねいにつながりたい』（医学書院　２００８）などといった、自助グループや当事者研究に関する本を読みあさるようになります。

『12のステップと12の伝統』がすごくよかったので、自分が該当すると思われる自助グループをググって探して、冊子を取り寄せたりもしました。

自らも極端に内向的であることで苦しんできたという、スーザン・ケインという人の『内向型人間の時代　社会を変える静かな人の力』（講談社　２０１３）という分厚い本も読みました。内向的な人の、外交的な人にはない強み、内向的人間はなぜいま不遇の時代を生きることになったのかについてが、精緻な調査をもとに描き出されています。最後は「内向的な人よ、恥じずに迷わずにそのままの自分で突き進め、一緒に世界を変えよう」といったような熱いメッセージで締めくくられていて、かなり元気づけられました。

生きづらさは恥ではないこと、「これがなければ死んでしまう」と思っているような依存対象が人生から消え失せても生きていけること、どんな苦しみにも仲間がいること、仲間と苦しみについて語ることだけで想像をはるかに超えて力になること、自分の限界や無力を認め、無条件降伏することでなぜかかえって自由になり、力が湧いてくること、人生は一日一日の祈るような積み重ねであること、「ふつう」「立派」「まとも」という属性は相対的なもので、時代によって変わりうること、弱さは力であること……私はこれらの本から、このようなことを学び、おおいに元気づけられました。

●通ってきた思想の整理ができ、相対化できて楽に：大学院での勉強

集中的なトラウマ治療が仕上げの段階に入ると、急に将来に目が向くようになりました。「私はやはり、世の中の人の役に立つような文章を書く人間になりたい」と思ったのです。

大学受験でがんばりすぎたためのバーンアウトと、二十代の10年間のひきこもり、そして回復のためにじたばたしていた三十代からの5年以上のあいだ、じつはほとんど本が読めない状態だった私。ネットでググりまくったことや自らの経験から、いろいろなことについての断片的な知識や一家言は蓄積されてきていましたが、自分には体系的な勉強が圧倒的に足りない、と感じていました。

本当に書く意義の高いことを書き、不用意に人を傷つけるようなことを言わないでいるには、せめて修士論文が書けるぐらいの知識のベースや、学問的態度が必要なのではないか、と思ったのです。

そこで、通信制の大学院に聴講生として所属することにしました。当初は修士号をとりたいと思っていましたが、そのうち「私には論文を仕上げるのは無理だ」と判断し、本科生としての所属は諦めました。

大学院の授業を受けてみてよかったことのひとつは、自分の限界を知れたことです。私は小さなころから学校の成績がよく、大学でも（さぼっていたもの以外は）成績がよかったので、じつ

は「私だったら修士号とるぐらい余裕だろう」と思っていたのですが、ぜんぜんそんなことはありませんでした（笑）。

やはり、なにかを研究するには結局のところ、長年の知識経験の蓄積やコミュニケーション能力、社会適応力、かなりの心身の丈夫さなど、いわゆる総合的な有能さが必要で、私にはそれが圧倒的に不足しているのでした。こうして私は、改めてつくづく、研究者と呼ばれる人たちを尊敬するようになりました。

小さなころから周囲に「研究者向き」と言われてきた私にはなかなかつらかったですが、この気づきは私にとって、自らの障害受容の最終段階として機能したように思います。

私の心に残ったのは、リベラル思想の変遷についての講座と、社会的協力についての講座、精神医学の歴史についての講座でした。「人は、この長い歴史をかけて『道徳』や『人の幸せ』について考えつづけてきたけれど、いまだにその確固とした答えは出ていない、人間の社会はまだ圧倒的に不完全なんだ」とつくづく理解したのです。「人っていうのはどうしてもどこかで権力をつくりだして、それに従いたい生き物だ」みたいなことも。

いろいろな学問分野について体系的な知識が増えるほど、多くのことが相対化されていきます。「なにかについて声を大きくして断言したりすることはやめておこう、ほかの意見にはほかの意見なりの理や歴史があるのかもしれない」と思えて、私はさらに、世界に対する攻撃態勢を解くことができたのです。

●「身体感覚を麻痺させてイメージに頼る」解離傾向を自覚：ホログラフィートーク、ソマティック・エクスペリエンシング

集中的なトラウマ治療を終えた翌年、実家の母が無事に介護サービスつき高齢者住宅に入居したとの知らせを受けた私は、急に調子を崩します。気持ちが落ち着かないだけでなく、ひどい腰痛も出たのです。以前集中治療をしてくれた先生に単発のセッションをしてもらったところ、EMDRと一緒にホログラフィートークというものも使ってくれました。

ホログラフィートークは、先に紹介したEMDRから派生した一群のトラウマ治療メソッドのひとつだと思われます。軽催眠状態で不安などの不快感覚に集中し、それが身体のどこにあり、どんな色や形、温度をしているかなどをイメージしたら、その不快感覚の塊と対話していく形で進めていきます。

この章の冒頭に紹介した「産道のようなトンネルをさかのぼって宇宙のようなところに出る」イメージは、このホログラフィートークのセッション中に出てきたものです。

自分の不快感覚を視覚的にイメージしてそれと対話する手法は、先に紹介した「デーモンワーク」とよく似ていて、私に合っていると感じました。同時に、精神的ストレスやトラウマの残骸が、身体の緊張や痛みと深く関わっていることに気づき、ストレスやトラウマに身体感覚からアプローチすることに興味を持つようになりました。

身体感覚からトラウマやストレスにアプローチする新しい療法に、ソマティック・エクスペリエンシング（身体体験療法、以下ＳＥ）というものがあります。トラウマやストレスと身体の緊張や痛みとの深い関係性に着目する「ポリヴェーガル理論」というものをベースにしており、トラウマ性疾患による過覚醒（＊30）や解離（＊31）などの神経系の調節不全に特に効果的にはたらくと言われているもので、特にストレスが身体症状として出やすい人に向いているとされます。

私は持って生まれた感覚過敏に加え、ＰＴＳＤによる過覚醒や解離、またストレスがかかるとすぐに身体のあちこちが痛くなったりする心身症傾向を持っていたので、きっと向いているだろうと思い、試してみることにしました。

ググってみて出てきた先生の一人に事情を説明し、Skypeなどを使って遠隔で治療してもらえないか頼んでみたところ、主治医の先生の許可をとることを条件にセッションしてもらえることになりました。料金は50分で９０００円でした。

ＳＥは、自分の不快感情に伴う身体感覚に着目する点で、デーモンワークやホログラフィートークに似ています。ＳＥに特徴的なのは、感じとった身体感覚を視覚的イメージやストーリーで表現しようとするのではなく、身体感覚を身体感覚のままに感じとろうとするところです。

たとえば、こんな感じです。

先生：その不安な感じを感じているとき、身体のどこかになにか感じますか？

宇樹：胃のあたりがキュッとなります。

先生：温度の感じはどうですか？　手を当ててみるとどうですか。呼吸の感じはどうですか？
宇樹：少し冷たいです、触ると硬くなっています。呼吸は緊張して浅い感じになっています。
先生：それを感じたまま、先ほどの安全な気持ちを思い出してみてください。
　なにか変わりますか？
宇樹：自然と深い呼吸になりました。手のひらの温かさがおなかに伝わる感じ。
　あ、少し汗ばんでいるみたい。

　こうしたセッションの中で、私は「身体感覚を少し麻痺させてイメージを使う」自分の傾向に気づいたのでした。「冷たい」とか「呼吸が」とかにならず、「小さな女の子が震えてます」とかになる（笑）。これは解離のシステムで、トラウマ性疾患を持つ人や、ＡＳＤがあるなど、敏感で内的世界が充実している人にありがちな傾向なのだそうです。

　解離してイメージを使うことじたいは悪いことではありません。むしろ先のいろいろなイメージワークの紹介で書いたように、頼もしいセルフケアの力ですし、専門家によるトラウマ治療や、芸術的表現のさいの力になります。しかし、日常的に解離してしまっていると自分の疲れやストレスに気づかなくなったり、「いま・ここ」に生きられなくなったりして心身の不調におちいることもあるので、適宜ケアが必要なのだそうです。

　私は、自分の解離傾向をはっきりと自覚し、身体感覚を感じとることで自分で自分を落ち着かせる方法を少しだけつかみました。ここから私は、「文章を書く」という無言での表現だけでなく、

「声を使って話す」ことの身体的効用や、意識的に運動して身体を動かすことの威力についても考えるようになり、さらに広い分野にセルフケアの道筋を見いだすことになります。

●社交空間が苦手だった理由に気づく：ネット当事者会

生半可に元気になったことで、仕事でも自分のブログでもTwitterでも忙しく文章を書いてばかりいるようになり、いくら書くことが好きな私といっても、たまには違った発信方法で発信したくなってきました。

そこで、ツイキャスという、Twitterのフォロワー向けのラジオのようなものでときどきおしゃべりを流すようになりました。いくらかの試行錯誤を経て、私の特性や背景に理解のある人に聞き手になってもらってどんどんしゃべる形が心地いいことがわかりました。

いつも盛り上がって1時間半ぐらいしゃべってしまうのですが、あるとき、しゃべり終えたあとに、「いわゆる社交空間で過ごしたあとなのに、いつも社交空間で過ごしたあとに感じるような疲れを感じない」「むしろエネルギーがチャージされている」ことに気づいて驚きました。しばらく考えてみて、「空間の構成メンバーが私に対する最低限の理解を持ち合わせている」「不快な感覚刺激が最低限に抑えられている」という要素が、いわゆるふつうの社交空間とは違う、と気づきました。

いわゆるふつうの社交空間というと、地元の夫のつきあいでの飲み会とか、カフェでの会話などが思いつくのですが、これだと、メンバーに私に対する理解のない人がいたり（ほとんどの人は宇樹としての私を知りませんし、私も完全に猫をかぶっています）、周囲が騒がしかったり、料理のニオイがしたり、空調がいまいち寒かったり暑かったり、着ている服やメイクが気になったりという不快刺激があります。

自宅からフォロワーさんに向けて配信できるツイキャスは、こうした、ふつうの社交空間にありがちなアウェー感や、聴覚、嗅覚、皮膚感覚などの感覚刺激を最大限にコントロールできるのです。聞き手のざわざわは無音でコメント欄に流れていきますし、あとからたどることもできるので、私の小さなワーキングメモリも圧迫しません。空調や服装は完全に自分の好みに調節できます。

このように、社交空間につきものの不快刺激やストレスを完全に排除した場合、私にとって社交空間は、いわゆるリア充と同じように、「純粋にエネルギーチャージができるひたすらに楽しいもの」になりうるのだと気づいて、かなり救われるものがありました。

●身体の使い方がわかってくる：ジムに通い始める、整形外科に通う

ストレス調節と身体の関係に興味を持った私は、ついに人生において初めてジムに通うことに

しました。運動不足が続き、腰痛や腱鞘炎の傾向は長引いていましたし、40歳を目前にしたところへ徒歩3分の位置にジムができたため、「いま運動の習慣をつけて身体を変えておかなければ将来要介護まっしぐらだ」と危機感を覚えたのもあります。

かかりつけの整形外科で理学療法士さん（以下PTさん）に腰痛や腱鞘炎のリハビリ指導を受けながら、ジムに通いはじめました。このPTさんは有能な方で、私の身体の癖を丁寧に見極め、根治のために尽力してくれます。そして彼の見立ても、「慢性的なストレスで身体が緊張しているのがもろもろの根本原因」というものでした。身体が緊張したままずっと同じ姿勢を続けたりしていたため、胸郭が固まったようになり、脊椎の自然なS字カーブが消えてしまって、あちこちに過剰な負担がかかっているのだそうです。

薄暗く温かく湿度の高いホットスタジオで、リラックスして深い呼吸をしながら筋肉を温め、緊張で硬くなりがちな脊椎やおなかの筋肉をゆるめては、弱くなっている筋肉のトレーニング、そして軽い有酸素運動をくりかえしています。これを書いている2019年6月時点では、少し執筆に根をつめているため、ややさぼってしまっていますが、リラックスや呼吸のコツがずいぶんわかるようになってきました。

自分の身体が緊張しやすいこと、ゆるめるためにかなり意識していろいろなケアをしなければならないことをよく自覚できたので、徐々に身体を乗りこなすのがうまくなってきています。このまま、痛みが起こらないような柔軟な身体を実現するべく、がんばっていこうと思っています。

この章で紹介したセラピーやケアについての注意点

セラピーやケアとの距離のとりかたについては、「メソッド４　詐欺やカルトから軽やかに逃げよう」（１１５ページ）で書いているので大丈夫だとは思いますが、念のために注意点を補足しておきます。

◎セラピーやケアは、最低限の生活が安定してから

どんなセラピーやケアにも、それなりのお金がかかります。この章では、１回に万単位のお金のかかる、専門家による治療やケアから、なるべく数千円内の出費ですむ本やグッズまでいろいろ紹介しましたが、数千円を出せないというときは誰にだってあります。たとえば明らかに生活が経済的に行きづまっているのに、無理してこうしたセラピーやケアに取り組もうとするのはやめておきましょう。

生活じたいが不安定なときは、まずは巻末資料（１８３ページ）を参照して、つらい環境からの脱出と、生活の安定を目指しましょう。

◎書かれているのは、あくまで私が私のケースで体験したことにすぎない

この章で紹介されているセラピーやケア、本について書かれていることはすべて、私が私のケースで感じとり、理解したことにすぎません。くれぐれも鵜呑みにしないようにしてください。

たとえば、セラピストから受けたセラピーに関しては、「私とそのセラピストとの個々の関係性」があったうえで、効果や違和感、疑問点が出てきていることに注意が必要です。私が私の受けたそのセッションについて語ったことで、そのセラピー全体の有効性や怪しさを表すものではありません。

◎「薬を使わない」といううたい文句に惹かれるときは、胸に手をあててみて

「薬を使わない」ということに惹かれるとき、単に生活の利便上のこと（副作用に悩まされないですむ、薬代がかからない、飲む手間がいらないなど）以上の、自己肯定や宗教的救いに関わる望みが混ざっていないか、よく自分に問うてみましょう。「薬がいらない自分」のイメージに救われるような感じがしていませんか？

「薬がいる自分」であろうがなかろうが、それでも自分は自分であり、生きていていいのだ、と思えるところこそが、本当の回復や健康だと私は思います（「本当の」という言葉にもリスクは

あるのですが)。

薬の代わりになにかのセラピーやなにかのレメディに多額のお金や膨大な精神的エネルギーを費やしていて、それなしには落ち着くことができないのであれば、単に依存の対象が薬からセラピーやレメディに変わっただけのことです。

「自立とは、依存先を増やしていくこと」とは、自らが車椅子ユーザーでもある、小児科と当事者研究が専門の医師、熊谷晋一郎氏の言葉です。どれかひとつのものに頼る生き方は、安心なようでいてとても足元の危ういもの。たくさんのものに気軽に少しずつ頼りながら、自由で自立した存在になっていきましょう。

＊22：「いま・ここ」の体験に意識を集中させて、よい悪いなどの価値判断を捨て、五感や心で感じたまま(＝あるがまま)に現実を受け入れること。仏教などの東洋思想をもとにしています。
＊23：ゲシュタルト療法という心理療法の流れに属する技法。
＊24：ボリス・シリュルニック・著『壊れない子どもの心の育て方』(ベストセラーズ 2002)
＊25：2017年時点。
＊26：2019年春時点。
＊27：パートナーの片方が、もう片方からの愛情による家事育児の無償奉仕に対し、十分な愛情や報酬を返さず、搾取することです。元ネタは、教育社会学者の本田由紀氏による「やりがい搾取」(『軋む社会―教育・仕事・若者の現在』(河出書房新社 2011) 所収)。

＊28：アファメーションはもともとは、ニューエイジという、アメリカのキリスト教プロテスタントから派生した疑似宗教的潮流の中から生まれたもののようです。ニューエイジはカルトや詐欺と親和性が高い面もあります。自己啓発セミナーなどの一部では、アファメーションが悪用されていることもあるようです。特に、「お金はどんどん使うほど入ってくる」「お金を引き寄せよう」などの、お金持ちになりたい欲求や、立身出世の欲求を焚きつけるようなものには注意が必要です。

＊29：傾聴型のカウンセリングでもこれくらいかかるところもあります。

＊30：交感神経が興奮しすぎた状態になること。不安、焦燥、イライラ、不眠などが出ます。

＊31：身体と心のつながりが失われてしまうこと。解離はもともとは生命の危機に瀕したときの緊急システムのようなもので、身体感覚を受け取る部分を強制シャットダウンさせ、意識レベルを低下させていたもの。解離それじたいは病的なものではありませんが、平常時にも解離が起きていると病的状態とされます。身体感覚が麻痺したようになり、自分の身体が自分のものと感じられない、世界に膜が張ったように感じられる、水の中に閉じ込められたような感じになる、などの症状があります。

巻末資料１

ヤバいときはまずこれを見よう！「つらい環境脱出のための行動フローチャート」

この資料では、多くの人に簡単に使ってもらいやすい、行動フローチャートを用意しました。

このフローチャートでは、**つらいときにYES/NOをたどっていくだけで、「いま、まずなにをしたらいい？」「どこに連絡したらいい？」「そのあとどうなる？」がパッとわかります。**

フローチャートは1と2に分かれています。「支援もお金も仕事もないけど、つらい環境から脱出したい」人向けが1、「支援・医療とつながり、手帳はとったが、つらいのは変わらない」人向けが2です。

「いまの環境を変えること」は、すなわち「あなたが生きること」です。なにかに遠慮する必要などありません。自分主体の人生を手に入れるために、人や社会と積極的につながりましょう。このチャートをもとにあなたが最初の一歩を踏み出すことができたら、私にとってこれほど嬉しいことはありません。

残念ながら、望んだ支援が受けられなかったり、支援の質が低かったりして、がっかりしてしまう場合もあるでしょう。でも、「こういうルートがある」と事前に知っておくだけで、支援を求めるときの交渉材料にもなります。読んで覚えておいて「こういう制度があるはずです」と言ってみたり、この本を窓口に持っていって、広げて見せたりしてもよいでしょう。

この章まで丁寧に読み進めてくださった人も、章タイトルにピンときて「ヤバい環境、心当たりある！」ととっさにページを広げてくださった方も、さっそくチャートをたどってみてください。

つらい環境脱出のための行動フローチャート1

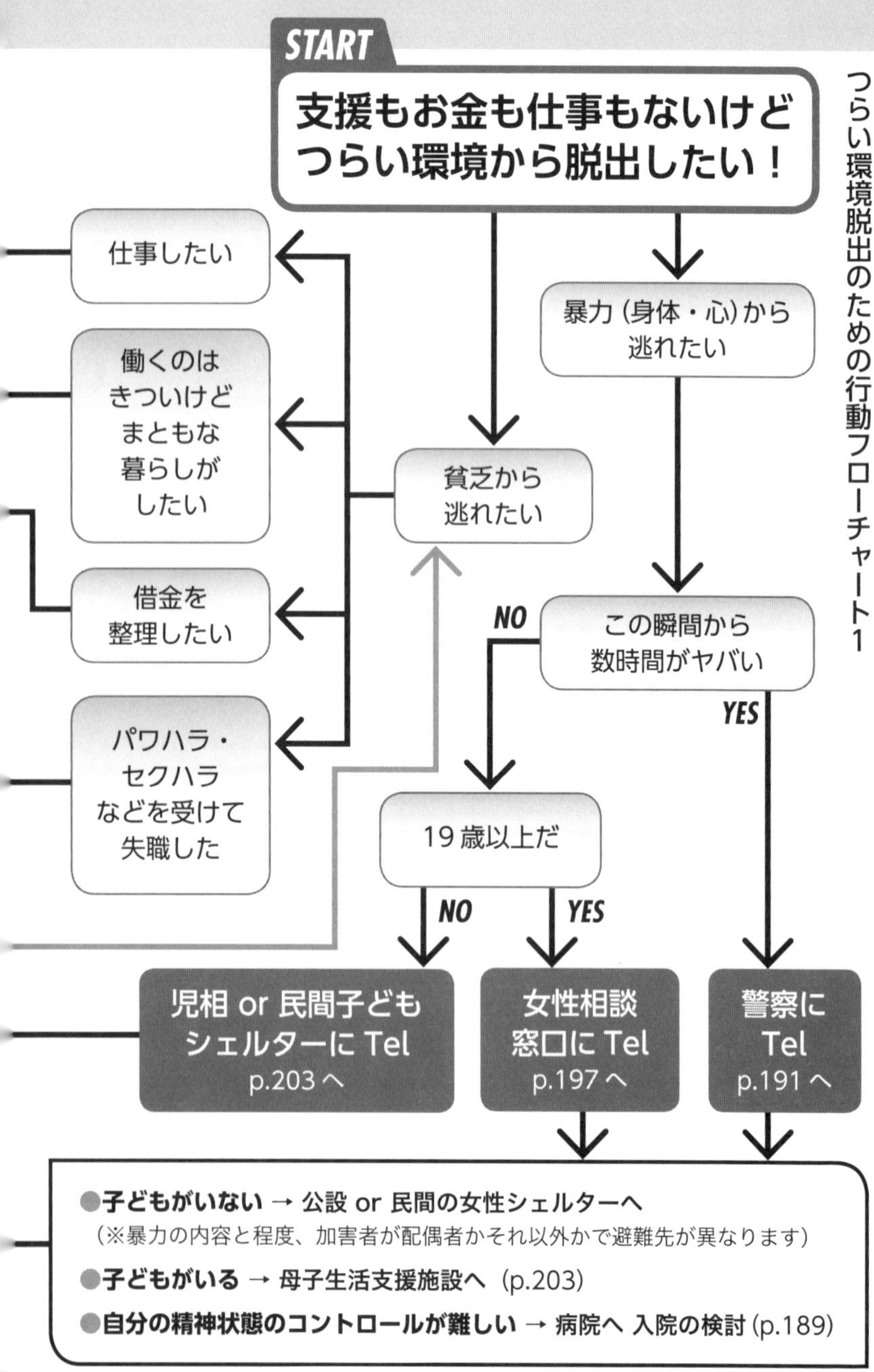
START
支援もお金も仕事もないけど
つらい環境から脱出したい！
暴力（身体・心）から
逃れたい
貧乏から
逃れたい
仕事したい
働くのは
きついけど
まともな
暮らしが
したい
借金を
整理したい
パワハラ・
セクハラ
などを受けて
失職した
この瞬間から
数時間がヤバい
NO
YES
19歳以上だ
NO
YES
児相 or 民間子ども
シェルターにTel
p.203へ
女性相談
窓口にTel
p.197へ
警察に
Tel
p.191へ
●子どもがいない → 公設 or 民間の女性シェルターへ
（※暴力の内容と程度、加害者が配偶者かそれ以外かで避難先が異なります）
●子どもがいる → 母子生活支援施設へ（p.203）
●自分の精神状態のコントロールが難しい → 病院へ 入院の検討（p.189）

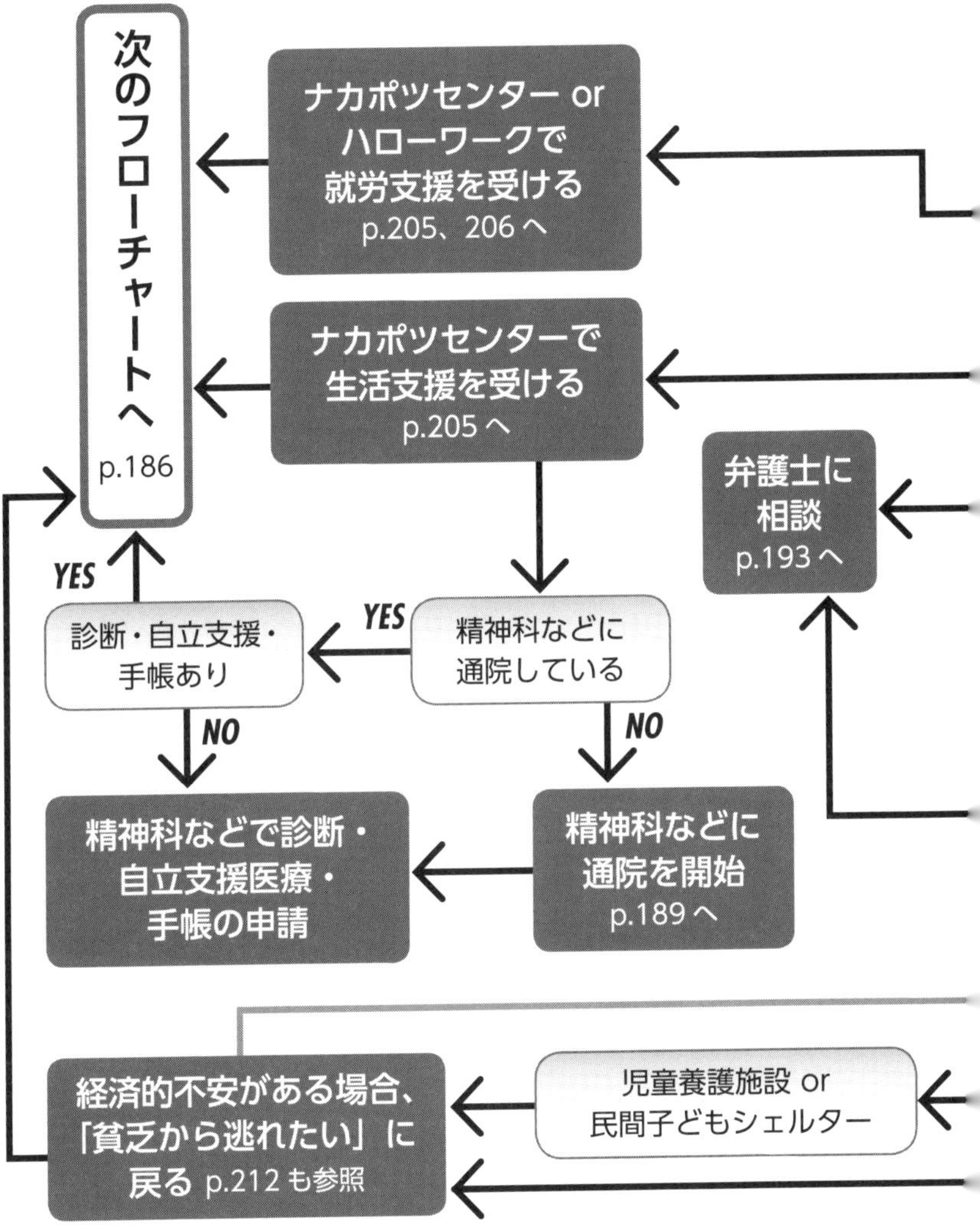

※まずは「必要な支援・医療とつながる」ことを仮のゴールとしましょう。

※ナカポツセンター：障害者就業・生活支援センターの略称。

※フローチャートの流れは一例です。フローチャートに当てはまらない場合もあります。巻末資料２の支援機関・制度リストには、チャートにある以外の選択肢も記載しています。

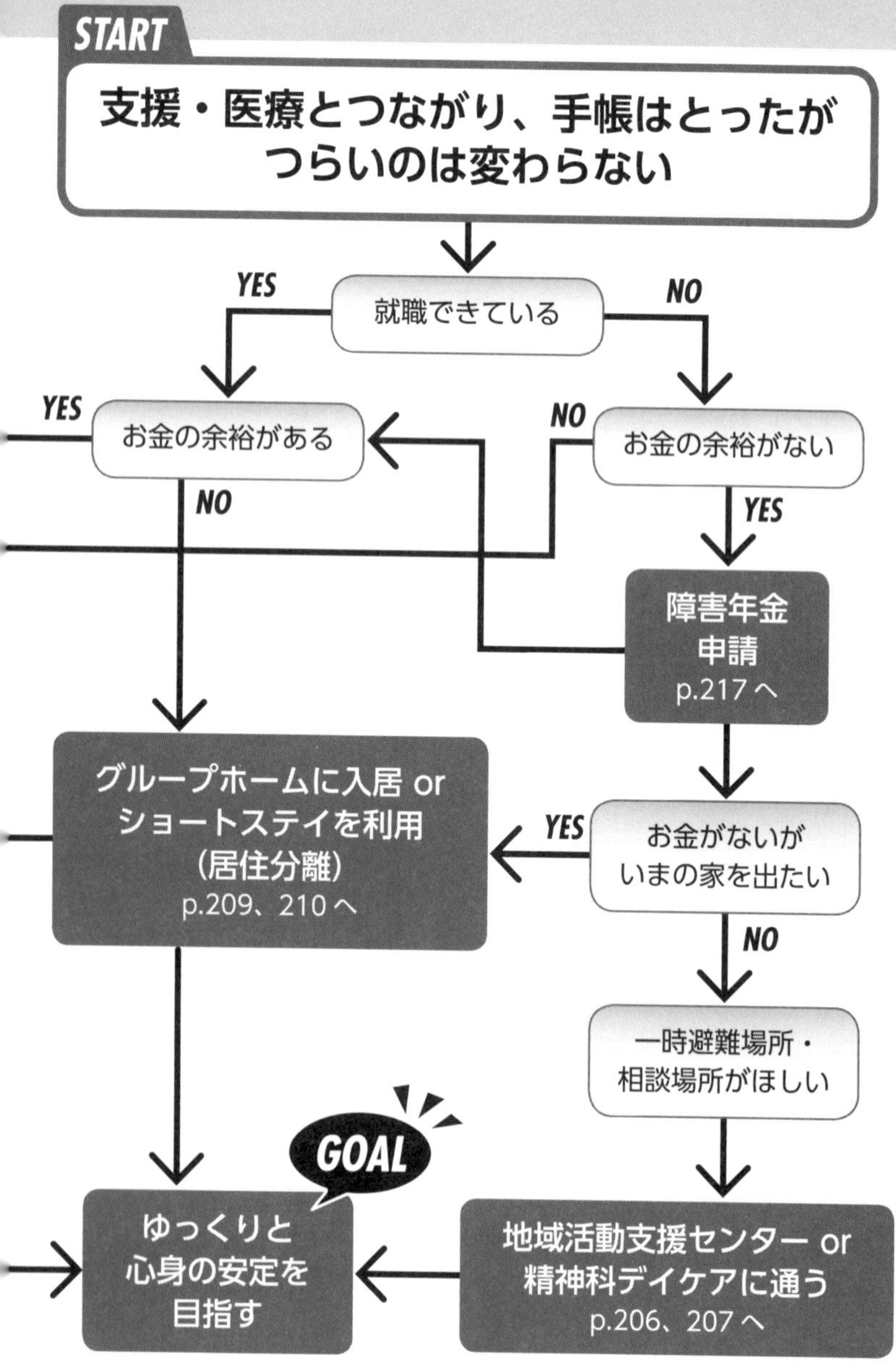
START
支援・医療とつながり、手帳はとったがつらいのは変わらない
就職できている
YES
NO
お金の余裕がある
YES
NO
お金の余裕がない
NO
YES
障害年金申請
p.217へ
お金がないがいまの家を出たい
YES
NO
グループホームに入居 or ショートステイを利用（居住分離）
p.209、210へ
一時避難場所・相談場所がほしい
地域活動支援センター or 精神科デイケアに通う
p.206、207へ
GOAL
ゆっくりと心身の安定を目指す

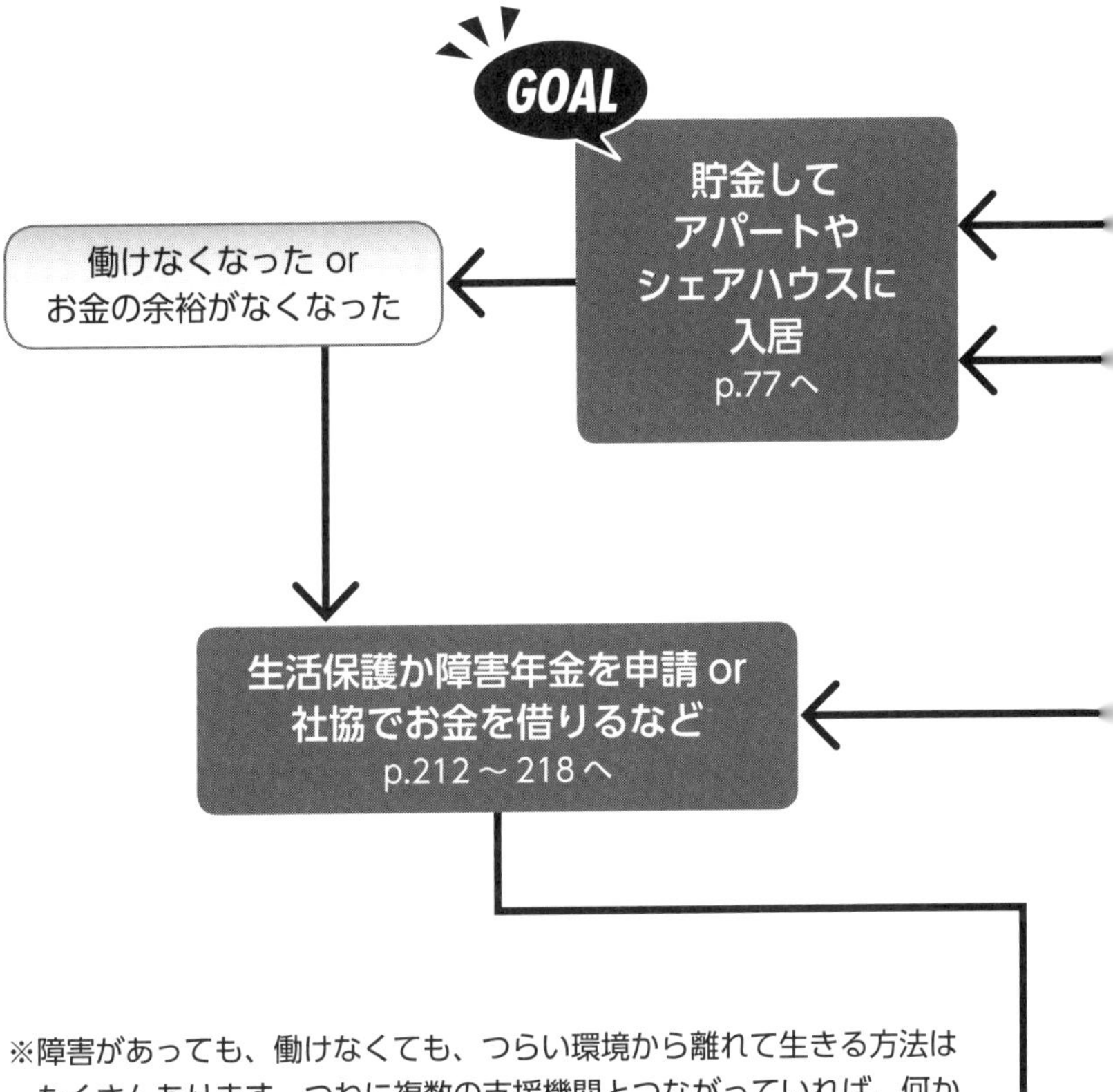
GOAL
貯金して
アパートや
シェアハウスに
入居
p.77 へ
働けなくなった or
お金の余裕がなくなった
生活保護か障害年金を申請 or
社協でお金を借りるなど
p.212 ～ 218 へ

※障害があっても、働けなくても、つらい環境から離れて生きる方法はたくさんあります。つねに複数の支援機関とつながっていれば、何かしらの現状打開策が見つかるはず。諦めずにアプローチして。

※フローチャートをいったん進んでもまた戻るというのはよく起こること。むしろ、人が生きていくのはこういった、行動し、助けられ、また行動して助けられることの繰り返しだといえます。

巻末資料2

つらい環境から脱出したいときの支援機関・制度リスト

人が「つらい」と感じる状況は、人の数だけあります。

自分の心や身体の状態を落ちついて把握する機会が一度でも持てれば、これだ！　という脱出口も見えてきますが、つらい状況下ではそんな余裕がないことがほとんどです。Twitterなどでは、「虐待やDVなどの被害者はなぜそこから逃げないの？　逃げればすむのに」という問いに対し、「洗濯機の中に投げ込まれてぐるぐる回されているようなもの。振り回されるだけでせいいっぱいで、逃げる余裕なんてない」という説明がされることもあります。

そんな「洗濯機の中に投げ込まれてぐるぐる回されているような」状況下にある人が、なんとか視界を一時停止して、脱出のとっかかりをつかみうるようなリストを作りました。万事休すに思えるとき、一度ぜひこのリストを開いてみてください。

私にも、「自分がいちばんつらかったとき、あまりに情報やそのとっかかりが少なくて、ずいぶんと遠回りしたな」という実感があります。これを読んでいるあなたにはできるだけの近道で脱出してほしいと思い、私の頭で考えうるかぎりの状況を想定して、助けになってくれそうな支援・相談機関や制度を調べました。

このリストは、つらい状態にあるご本人以外の人が手にとることもあるでしょう。特に、「身の安全を守りたい」に該当する項目は、ご本人が情報にアクセスできていない場合も多いと思います。そういった、困っている人の周囲の人にもできるだけ役立ててもらえるように書いていますので、ぜひ参考にしてください。

目的一覧：

「治療を受けたい（ケアされたい）」……
「住処が必要」……
「身の安全を守りたい」……
「お金に困った」……
「仕事がしたい」……
「家事・育児が難しい」……

■機関・施設・窓口

精神医療を扱う医療機関

精神科、心療内科、メンタルクリニックなど、精神医療を扱う医療機関で治療を受けましょう。発達障害がある／発達障害が疑われる／生活にさしつかえるようなメンタルの不調があるなら、まずはできるだけ通院しておくことがすすめられます。将来的に支援とつながるためや、二次障害のコントロールや治療のために、かかりつけの精神科医師を持っておくことは大事です。発達障害（疑い）の人も、まずは発達障害専門医でなくともいいので、精神科疾患を扱う医療機関へ。

保険適用内で治療が受けられるので、出費がそれほど高くならずにすみます。自立支援医療制度（213ページ）を使えば、治療代も薬代も原則的に1割負担です。カウンセリングは基本的に自費ですが、一部、保険診療の枠内でカウンセリングを行っている医療機関もあります。

受診履歴、特に初診日と診断名の情報が、のちの障害年金を申請するなどの手続きにきいてくる場合があるので、なにか日常生活に困るような症状がある場合は、できるだけ早く医療機関にかかっておくことをおすすめします。

投薬治療や診断書の作成をしてくれるので、公的な支援につなげていきたいときにも通院はほぼ必須です。病院づきのソーシャルワーカーさんがいるところは、診察のついでにいろいろな事務手続き上の支援もしてもらえるので、特に便利です。

医師がゆっくり話を聴いてはくれないなど、保険診療の限界の部分を不満足に感じる人もいるでしょう。そういった場合は民間のカウンセリングやセラピー（多くが実費負担）や、ほかの相談・支援機関（後述するさまざまなサービス提供機関）を併用する必要があるかもしれません。

大人の発達障害の診断ができる医師は全国的に不足しているので、初診までに数カ月から半年待ちという場合もよくあります。発達障害の診断を受けたい場合はなるべく早く動くことが大事です。

手帳（２１２ページ）や障害年金（２１７ページ）などの申請につなげたい場合は、精神科を標榜する医師、または精神保健指定医を選ぶ必要があります。発達障害の診断書が必要な場合は、発達障害の診断ができる先生かを事前に確認しましょう。

警察

警察への通報は、心身の危険を感じるとき、いつでも迷わず行ってかまいません。お金もかかりません。

ＤＶや虐待など、心身や生命の危機を少しでも感じたら、戦略的に最大限強調して通報しましょう。「殺されそう！」「殺してしまいそう！」「家族が暴れている」「私が暴れそう」など。身体的なＤＶを受けている場合は、住んでいる自治体の警察署の「生活安全課」に連絡しましょう。

ＤＶの処理を担当しているのは生活安全課で、交番などに駆けこんで相談しても取り合ってくれないケースが多いので注意が必要です。警察に行く前に病院を受診し、「暴力による怪我」の診断を受けておくと、その後の手続きがスムーズになることも覚えておきましょう。

通報というと抵抗感を覚える人も多いと思いますが、警察への通報には以下のように、メリットがいろいろあります。

・当面の危機が回避できる
・通報の履歴があとで活用できる
・加害側に対する牽制になる

加害者が逆上してかえって事態が悪化することを恐れる人は多いでしょう。しかし警察はその懸念を含めて慎重に対応してくれますし、むしろ警察への相談が牽制になることがほとんどです。どちらかというと、「通報したらさらにひどいことになる」という、自分の中の思いこみ（たいていは加害側に思いこまされています）をどう解くかが大切なのかもしれません。

注意点は、警察単体では対応に限りがあることです。たとえばDVからの一時保護はしてくれても、そのままもとの環境に帰されてしまう場合もあります。こういった事態を防ぐために、「ほかの機関と連携して助けてください」とはっきり要求しましょう。自分自身の心身の不安定を強調して、そのままどこかの病院に入院してしまうのもひとつの手です。

助けを求めるときには、「どうしてほしいか」「なにが必要か」を明確に伝えることが大切です。「家族から危害を加えられているので安全を保証してほしい」「このままだと私が暴れて周囲に危害を加えそうだから安全な場所に隔離してほしい」「入院させてほしい」など。

緊迫した状況のときには頭が真っ白になってしまい、うまく自己主張できなくなることもあるので、少し余裕のあるときに巻末資料の「いざというときに支援者に渡すメモ」（219ページ）

を作っておいて、常に持ち歩いておきましょう。

ほかにふだんからできることとして、「１１０番通報者登録制度」の利用があります。この制度を利用するには、住んでいる自治体の警察署の生活安全課を事前に訪ね、状況を説明して自分の電話番号を登録しておきます。登録をすませておけば、いざというときにその番号から１１０番にかけただけで、説明せずともパトカーが急行してくれます。ふだんからＤＶや虐待などにおびえながら暮らしている人は、ぜひこの制度を活用してみてください。

弁護士事務所・法律相談

発達障害女性には、ＤＶやストーカー被害、ハラスメントなどの被害に遭ったり、金銭トラブルに巻き込まれたりしやすい傾向があります。多重債務の整理や自己破産、ＤＶ、離婚、セクハラ、パワハラ、ブラック労働、犯罪被害にあった場合の訴訟など、人権を侵害されていると感じるときや、法的トラブルを抱えているときには、弁護士に相談しましょう。

相談料は有料ですが、条件によっては無料で相談できたり、相談料の援助が受けられて格安で相談できることも想像以上に多いです。以下のように、いろいろな制度があります。

○法テラスの無料相談制度・相談費用立替制度

法テラスには、経済的に困っている人のために無料の法律相談を行ったり、法律相談の費用を立て替えたりする制度があります。

○弁護士費用の立替制度

月々5000〜10000円ずつ返済が必要ではあるものの、援助が終わった時点で生活保護を受給していれば費用返還が免除になるので、経済的にも困窮している場合はかなりおすすめな制度です。

○日弁連による弁護士費用等の援助制度

日弁連では、子どもに関する法律援助、精神障害者に対する法律援助、障害者やホームレスに対する法律援助などを行っています。

ほかの機関とどの程度連携して援助してくれるかは、弁護士しだいです。弁護士への相談履歴はのちのちいろいろなことにきいてくるので、ぜひ積極的に弁護士に相談してほしいと思います。たとえば家族や第三者からの暴力やハラスメントの場合、弁護士への相談履歴は、裁判や、被害届の提出のさい、シェルターへの避難を求めるさいに証拠として活かせるほか、加害者に対する牽制にもなります。

弁護士は、法的な手続き全般で代理人にもなってくれます。「たくさんお金が取られるかもしれない」「助けてもらえないかもしれない」などと悩む必要はありません。費用の相談も含め、まずは気軽に連絡して相談してみましょう。

たとえば、「世帯収入は決して低いとは言えないが、パートナーから経済ネグレクトを受けていて、自分の手元のお金が一切ない」などという場合も、まずは相談してみることをおすすめします。

離婚を前提としたＤＶ相談の場合、配偶者や家族の収入や資産は収入要件から外され、相談料の扶助や立替が受けられます。親からの虐待の場合や、ストーカーなど家族以外が加害者の案件で同居家族の協力が得られない場合はケースバイケースなので、やはりまずは諦めずに問い合わせするのが大事です。

弁護士や弁護士事務所などの探し方としては、居住地＋女性＋法律相談のキーワードでのネット検索が基本といえます。たとえば「荒川区 女性 法律相談」といった感じです。

公的機関や準公的機関による相談センターや、個人の弁護士事務所など、場所によりいろいろな機関がヒットするでしょう。

《法テラス》

一般の人に対し、適切な法律相談への道案内のようなことをしてくれているのが、「法テラス（日本司法支援センター）」です。法務省管轄の公的機関で、相談内容に合った相談窓口の紹介（無料）や、経済的に余裕のない人対象の無料相談も行っています。電話、メール、窓口で直接、の三つの相談方法があります。

○法テラスサポートダイヤル

０５７０─０７８３７４（全国共通ダイヤル。おなやみなし、で覚える）

平日９：００〜21：００（土曜９：００〜17：００）

祝日、年末年始休業

相談料無料、通話料は有料（発信元により1分数円から30円程度）

ＩＰ電話からは０３─６７４５─５６００

○法テラスメール受付（＊32）

法テラスのサイトのフォームからメールが送れます。※利用規約への同意が必要です。

○法テラス窓口相談（＊33）

全国各地にある法テラス事務所
平日９：00～21：00（土日祝祭日休業）※事務所によって受付時間が異なることがあります。

女性の人権ホットライン ★

発達障害女性には、コミュニケーション上の特性から、ストーカーやハラスメント、性産業からの搾取などの被害に遭いやすい傾向があります。暴力やハラスメント、ストーカーやＡＶ出演強要など、人権を侵害されていると感じるときには、女性の人権ホットラインに連絡してみましょう。女性の人権問題に長けた相談員が話を聞いてくれます。相談料は無料です。

０５７０―０７８０―８１０（＊34）（平日８：30～17：15まで）
ＩＰ電話からは、サイトの各法務局一覧（＊35）から直接かけましょう。
インターネット経由での相談は、サイトの相談フォーム（＊36）から。

基本的に直接の支援はしてくれず、「困っているけれどどこに相談したらいいかわからない」というときに相談機関を紹介してくれる程度の対応のようです。いきなり弁護士に相談するのには気が引ける場合、リハーサルとしてかけてみるのもひとつの手です。

公営の女性シェルター

配偶者からのＤＶ（特に身体的暴力）を受けていて、緊急性がある場合、都道府県・自治体の女性相談窓口を通じて公営の女性シェルターに保護を求めましょう。緊急一時保護が認められた場合、２週間まで、食事と支援つきで無料で滞在できます。

相談窓口が不明なときは、左記の「ＤＶ相談ナビ」を参考にしてください。

○ＤＶ相談ナビ　内閣府男女共同参画局（＊37）

０５７０—０—５５２１０（全国共通ダイヤル）

発信地の情報から、最寄りの各都道府県の中核的な相談機関の電話番号を案内してくれます。

どこに連絡したらいいかわからない場合はここへ。※対応時間は各事務所の開所時間に準じます。

○配偶者暴力相談支援センター（＊38）

配偶者によるＤＶの被害者が最初に連絡するところです。各自治体が設置するいろいろな相談窓口や事務所が、配偶者暴力相談支援センターとして登録して活動しています。

公営の女性シェルターは、保護→離婚・転居支援→各種扶助の受給→就労支援 までの支援が切れ目なく受けられるので、自分であれこれ動くよりもずっと省エネになる点は便利です。もろもろの支援がテンポよく進むぶん、急かされたように感じてしまう場合もあるようですが。

安全が保証されるまでは外部との連絡を禁じられ、携帯電話などの通信機器を施設に預けなければならない場合が大半です。これはシェルターの居場所がバレたり、当事者が危険な環境に自ら戻ってしまうことを防ぐための措置で、しかたない面もあるのですが……。

外傷をともなう身体的暴力など、警察が介入するレベルの緊急保護が優先されるため、ケースによっては入所が実現しないこともあります。

《DVシェルターに入所するとき持っていくものリスト》

○必要なもの

・ひととおりの衣類や日用品

2〜3泊の旅行準備のイメージです。共用品が用意されている場合、私物は預けなければならないこともありますが、退所後の生活のためにも持っていったほうがよいでしょう。

・薬

ふだん飲んでいる薬など。

・お金まわりのもの
現金、キャッシュカード、預金通帳、印鑑など。
・身分証明書のたぐい
保険証、パスポート、運転免許証など。
・携帯電話などの通信機器
必ずＧＰＳ機能をオフにしておくこと！　iPhoneの場合は「iPhoneを探す」機能もオフにするなど、現在地がバレそうな機能はすべてオフにしておきます。

※お金まわりのもの、身分証明書のたぐい、通信機器は基本的にすべて施設に預けることになります。

○あるとよいもの
・ＤＶの証拠資料
診断書や病院に行った記録、録音など

・お金に関する資料

厚生年金番号、株や有価証券や生命保険の契約書、パートナーの給与明細、預金残高のわかるもの、のうち該当するもの。離婚のさいの慰謝料請求や財産分与でズルされないために。

※荷物はできれば少しずつ準備しておいて、隠しておきます。友人に預けるのはそこからもろもろバレる場合があるので危険です。

※あるとよいもののうち、お金に関する書類は集めているのがバレやすいので、無理はしないこと。

民間の女性シェルター

配偶者だけでなく、恋人や親からの暴力や虐待を受けている場合、経済的に困っている場合などは、民間の女性シェルターに連絡してみましょう。民間の女性シェルターとは、民間団体が運営している、暴力を受けた被害者が一時的に緊急避難できる施設です。

各自治体の事業委託を受けている民間女性シェルターは公的相談（先のＤＶ相談ナビや配偶者暴力相談支援センター）からつなげてもらうことができますが、それ以外は自分でインターネットなどで探して問い合わせする必要があります。

民間シェルターのメリットは、「配偶者によるＤＶ」でなくても使えることです。たとえば、恋人や親からの暴力や貧困でも受け入れている施設もあります。いっぽう、公営の女性シェルターと違って、入居費用がかかる場合もあります。

入所するときに持っていくものはそれぞれのシェルターによって異なるため、問い合わせが必要です。

《女子高生サポートセンター Colabo》

https://colabo-official.net/

Colaboでは、虐待や性暴力被害を受けるなどした中高生世代の女性を支える活動を行っています。水曜日の夜に渋谷と新宿で開催している10代無料のバスカフェ「TsubomiCafe」では、食事や生活に必要な物品の提供を行っています。必要に応じて、緊急時の宿泊支援や同行支援を行っています。

Colaboでは、あなたが話したことを許可なく誰かに伝えたり、保護者に連絡することはありません。中高生世代の女性なら、誰でも利用することができます。特に発達障害などの診断や、既往歴（病院に通っているか）などは問いません。一人ひとりの事情に合わせて、どうしたらいいか、選択肢を考えます。必要に応じて、福祉や医療機関等につなげます。

問い合わせは、以下の問い合わせフォームから受け付けています。

https://colabo-official.net/contact/

児童相談所

子育てについて心配や困りごとのある親の立場の人や、親から虐待などの加害を受けている18歳未満の子どもは、児童相談所の支援を受けることができます。

児童相談所は一般には、なにをしているのかいまいちわかりにくかったり、虐待からの緊急保護ばかりが報じられるためにイメージがよくなかったりしますが、本来は、少しでも困ったとき、日常的にどんどん相談してほしい支援機関です。児童相談所では、虐待からの保護や育て方についての相談だけでなく、子どもの健康についての保健相談なども行っています。

「いちはやく」というゴロで運用されはじめた、児童相談所の全国共通相談ダイヤル１８９番は、一般には虐待を発見した場合の通報用のようなイメージがありますが、親などの人が子育ての相談などでも、困ったときに24時間かけることのできる電話相談です。

母子生活支援施設

子どもがいる女性がさまざまな理由で生活に行きづまっているときは、母子生活支援施設に連絡してみましょう。配偶者によるＤＶでなくても使えます。

母子生活支援施設とは、母子家庭や、母子家庭に準じる状態の家庭の女性が、子どもと一緒に入所することのできる施設です。母親と子どもに対し、生活や心身を安定させるための多様な支援や相談を行っています。

入所者の入所理由は、DVだけでなく、子どもへの虐待で悩んでいる、母親自身の心身が不調、借金に追われている、一人で子どもを抱えていて仕事が思うようにできず経済的に追いつめられているなど、さまざまです。

入所の料金は、世帯の所得に応じて、無料から、定められた負担額を支払う場合までいろいろです。水道光熱費については、世帯の所得に関わらず実費で負担することになっています。

名称のとおり、母親と子どもが一緒に入ることが前提の施設で、母親だけや子どもだけで入所することはできません。

役所の相談窓口

各自治体には、居住者対象のいろいろな相談窓口が設けられています。窓口での相談は無料です。女性相談、人権相談、子育て相談、心の相談、暮らしの相談など、自治体によりいろいろな相談窓口があります。居住自治体のサイトの「相談」などのコーナーにアクセスするか、自治体が配っているパンフレットや自治体報などを参照して連絡先を調べましょう。

基本的に他の相談機関や窓口の紹介がほとんどで、その場で問題解決になることはありません。

窓口対応職員の質もピンキリです。また、相談時間が平日の日中に限られる場合がほとんどです。

障害者就業・生活支援センター（通称：ナカポツセンター）

　お金がなかったり仕事がなかったりして、どこに連絡していいかわからないときは、まずは「障害者就業・生活支援センター（以下ナカポツセンター）」に連絡してみましょう。無料で利用できます。

　就労支援や職場定着支援だけでなく、生活一般についての相談支援（家庭訪問含む）、家計管理の支援もしてくれます。私の場合、病院とも連携して、手帳や自立支援医療制度、障害年金の申請も全面的に支援してくれました。センターへの足がないと言ったら、パッと車で自宅まで来てくれて驚きました。

　施設によっては膨大な案件を抱えていて、丁寧な個別支援が期待できないこともありますが、ナカポツセンターの対象者は「障害者」全体と幅広く、基本的には非常に多くの範囲をカバーしてくれるところという印象です。

ハローワークの障害者就労支援窓口

あまり知られていませんが、ハローワークの障害者就労支援窓口も頼りがいがあります。

障害者の就労支援専任の担当者がいます。「精神障害者雇用トータルサポーター」という、精神保健福祉士などの有資格者が配置されているところもあります。

障害枠・一般就労を問わず、職探しの支援、見学の同行、就労前の情報共有支援などをしています。先の節に紹介した「障害者就業・生活支援センター（通称：ナカポツセンター）」と連携して、ジョブコーチ（＊39）の導入も支援してくれますし、生活が困窮している場合は生活保護の窓口へつないでくれます。

支援してもらいたいときは、ハローワークに連絡するか、直接窓口に出向いて「精神障害があって仕事／生活に困っている」と伝えましょう。障害者枠での就職・転職を希望する場合は手帳が必要ですが、相談だけなら手帳は必要ありません。

精神科デイケア

精神科デイケアとは、精神障害者の社会復帰のために日中に行われる、集団でのリハビリのことです。

精神科デイケアでは、決まった時間に通ってさまざまな文化活動や訓練を行います。利用者同士が交流したり、一緒に作業したりもすることで、生活管理能力の向上、症状の安定や、社会適応能力のアップをはかります。

症状が比較的重い人の日中の居場所をメインとしたコース、症状が軽い人向けの就労支援コース、発達障害者向けのＳＳＴなどを組み込んだコースなどがあります。

利用料は施設によって違い、公的機関で無料のところもあれば、大規模なところでは1日７０００円程度かかるところもあります。ただ、こうした大規模施設でも、健康保険の3割負担で1日２０００円程度、自立支援医療制度による1割負担で1日７００円程度に抑えることが可能です。

働くことは難しいものの、自宅にずっといるのがきつくて人と交流もできる居場所がほしい人は、ゆっくりめのリハビリも兼ねて精神科デイケアを利用してみるのもひとつの手です。

地域生活支援センター

社会との関わりを持つ機会が少なかったりして、自宅に閉じこもりがちになってしまう状態であれば、地域生活支援センターに連絡してみましょう。

地域生活支援センターは、精神・身体・知的障害者などのさまざまな障害者が、地域社会とのつながりや居場所、生きがいを得られるように支援する場所です。

オープンスペースやレクリエーション、イベントを提供するだけでなく、日常生活についての相談や就労支援も行っています。管轄の自治体への登録は必要ですが、利用は原則無料で、手帳や診断書なども必要ないので、気軽に利用してみるとよいでしょう。

発達障害者支援センター

発達障害者支援センターは、発達障害者、または発達障害疑いの人が使うことができます。利用料は無料です。

発達障害に関する困りごとについてアドバイスしてくれたり、知能検査をしてくれたり、医療機関や支援機関を紹介してくれたりします。

住んでいる自治体のセンターに電話などで連絡しましょう。混んでいるところが多く、面談の予約が1カ月待ちだったりします。センターによっては、診断がない場合「まずは発達障害の診断をもらってきてください」と支援を断られてしまうこともあるようです。

支援は、「どんなサービスを使ったらよいか」といった相談支援がメインで、実際の生活支援や就労サポートは「障害者就業・生活支援センター（以下ナカポツセンター）」のほうが機動力があるようです。発達障害者支援センターがナカポツセンターを紹介する場合もあります。

基本的に、発達障害者支援センター単体での支援は、生活支援や就労支援まで踏みこまず、あくまで選択肢を提示する程度にとどまります。手厚い直接支援をイメージしている人にとっては物足りなく感じるかもしれません。ただし、ほかのサービスを利用する前に、自分の発達特性を理解して上手に説明できるようになっておきたい場合は、相談しておくと心強いでしょう。

厚生労働省の障害福祉サービス

厚生労働省の障害福祉サービスのうち、困っている発達障害女性に使えそうなものはだいたい三つあります。

○ショートステイ（短期入所）：
障害者本人と同居している家族の事情など（病気や長期不在、家族関係の悪化など）を理由として、施設に短期間の入所をし、必要に応じて生活の支援を受けるものです。施設によっては、同居家族から一時的に離れるためのシェルター的な利用を支援してくれる場合もあります。

○就労継続支援：
一般就労が難しい場合の就労先です。A型は雇用型で、最低賃金以上の給与が支払われます。

B型は雇用契約を結ばない訓練です。

○居宅介護支援：

ホームヘルパーに似た支援です。小さなお子さんがいる場合などに利用すると心強いでしょう。利用には障害程度区分の認定調査を受け、区分1以上であることが必要です。精神障害・発達障害など「見えづらい」障害の場合、家事援助が受けられない可能性もあるので、注意が必要です。どれも、利用したいときには、住んでいる自治体の福祉の窓口で申請しましょう。

グループホーム（共同生活援助）

障害がある人で、住居を必要としている、退院先がない、家族とうまくいかず自立生活を望んでいるけれど、経済的な心配や病状への心配から一人暮らしが難しい、などの人は、グループホームについて調べてみましょう。

グループホームは、精神・身体・知的などさまざまな障害を持つ人が、支援員からの介護や日常生活援助、相談援助を受けながら共同で生活するものです。

イメージとしては「障害者向けの、数名の居住者で構成されたシェアハウス」といった感じ。外観はふつうのアパートや一戸建てで、一般社会に溶け込んだ雰囲気です。

利用者のひと月の自己負担額（利用料金）は、生活保護世帯と低所得世帯（世帯収入がおおむね３００万円以下）の場合は０円、そこから世帯の所得の程度に応じて、１万円弱の段階（世帯収入おおむね６００万円以下）と４万円弱の段階（世帯収入がおおむね６００万円以上）があります（＊40）。これに加えて光熱費などの実費負担がかかります。

いまいる家を出たいけれど、一般のシェアハウスもアパートで一人暮らしするにもお金や生活の面で不安がある、という人にはひとつの選択肢としてよいでしょう。

自立援助ホーム

自立援助ホームは、親からの虐待などの事情によって家庭にいられなくなり、働かざるを得なくなった、原則として15歳～20歳までの若者が暮らす施設です。

イメージとしては、「親代わりのように見守ってくれる大人が同居している、子ども・若者のシェアハウス」のようなところだと言えます。

児童相談所による支援のひとつとして入居することになるので、15～20歳までの若者で自立援助ホームに入りたい人は、まず児童相談所に相談する必要があります。

■各種給付金・控除・助成制度

精神障害者保健福祉手帳

発達障害や精神障害がある、または疑われる場合で、もろもろのつらい状況を打開したいときは、まず精神障害者保健福祉手帳の取得を検討してみましょう。申請から手帳ができるまでは何カ月もかかるので、緊急の場合には向きませんが、少し時間のあるときに手帳を申請・取得しておけば、のちのち支援などにつながるときにとても役立ちます。申請のための診断書には数千円かかりますが、すでに障害年金を受給している人は診断書はいりません。

手帳を申請するには、かかりつけの医師に診断書を書いてもらい、住んでいる自治体の役所の福祉の窓口から申請します。

手帳を持っていると、いろいろな支援サービスが受けやすくなります。交通費などの割引が受けられる、税金の障害者控除が受けられる、障害者雇用での就職に応募できるなど、基本的には損はしません。ただ、ごくたまに心ない人から差別や偏見を受けたりする場合もあります。手帳を持つことのメリットよりも抵抗感のほうが大きい場合は、取得は先延ばしにしてもよいかもしれません。

自立支援医療制度

精神疾患があって医療機関に通院を続ける必要がある人は、「自立支援医療制度」を利用することができます。あらかじめ登録しておいた病院と薬局での治療や薬の負担額が、原則1割になる制度です。

申請には診断書が必要ですが、手帳の申請と同時に申請すれば診断書は一枚ですみます。住んでいる自治体の福祉の窓口に申請しましょう。

自立支援医療制度、ものすごく得な制度なのに知らない人が多いですし、病院でもこちらから聞かないかぎり教えてくれないこともあるので、とてももったいないなと思います。ぜひ知っておいて、サクッと申請しましょう。私の場合、月に一度通院して薬をもらうときに病院代と薬代合わせて1000円かからないことがあるので、ふつうの内科などにかかるときに「高いな！」と思うぐらいになってしまいました。

社会福祉協議会の福祉資金貸付制度

社会福祉協議会は、条件に当てはまる人にお金を貸してくれます。この制度を知らず、サラ金などからお金を借りてしまって追いつめられる人も多いですが、社会福祉協議会の貸付金に頼ることは、安全にお金を借りる方法のひとつです。

低所得世帯や、障害者（手帳を持っているか、それに準ずる状態の人）がいる世帯、高齢者のいる世帯の人で、経済的に困っている場合、「生活福祉基貸付金制度」（＊41）を利用してお金を借りることができます。

お金を借りたいときは、住んでいる自治体の社会福祉協議会（＊42）に連絡しましょう。社会福祉協議会の生活福祉資金貸付制度は一般に、審査に数週間かかるとされていますが、独自に一日～数日で貸付してくれる緊急小口貸付の制度を持っている社会福祉協議会もあります。

緊急小口貸付などの便利な制度は、多くの場合あまりおおっぴらに宣伝しておらず、相談に来た人に直接案内しています。こんなふうに、「（安易に利用されないために）ハードルが高そうに見せかけてじつは利用しやすい方法が用意されている」制度は比較的たくさんあるので、まずはともかく相談に行くことはとても大事です。

生活保護 ￥

経済的な理由で生活に支障が出ており、いろいろなほかの策（就労支援、障害年金や各種手当・扶助など）でうまく状況が打開できそうにない場合、生活保護の受給を検討してみましょう。同居の家族（親、配偶者など）による虐待や経済DVを受けているなどで、家を出たいけれど、働けないために家を出られずにいる人なども、ほかの支援と組み合わせて家を出て生活保護で暮らすことができます。

生活保護を申請するには、自治体の役所の福祉の窓口に出向きます。管轄の課などの名前はさまざまです。一人で申請を通すのにはハードルが高く、なんらかの支援機関の支援者と一緒に申請に行くと断然スムーズなので、まずはどこかの支援機関とつながることをおすすめします。

自動車の保有が原則認められていないことで申請を諦める人が多いですが、「自分や家族の通勤・通院に使っており、公共交通機関などが使えない」などの合理的理由があれば所有が許可されます。まずは諦めずに相談することです。

親からの加害などで困っている未成年の人の場合、生活保護の申請に向かう前に、児童相談所にも相談しておくとよいでしょう。ハイティーンは児童相談所での一時保護の対象にならないことが多いものの、児童相談所への相談実績があると申請が通りやすくなる場合もあります。

《特定非営利活動法人自立生活サポートセンター・もやい》

https://www.npomoyai.or.jp/

自立生活サポートセンター・もやいは、「生活に困窮している人」のためのハブ的な役割を担っています。基本的にはどんな人でも利用ＯＫです。相談はすべて無料です。

ホームレス状態の人に対しては、ＮＰＯ法人名義で保証人として引っ越しの書類にサインし、自立支援を行っています。

新宿区に事務所があるため、首都圏近郊から直接相談に来る人も多いですが、海外在住者で、帰ってからの生活に不安があるなどの場合、メールなどのオンラインでの相談も可能です。もやいには女性の相談者も多く訪れています。「実家にいるけれど、一人で生計を立てるのが難しい。この先どうしよう」といった相談、将来どうしたいかというWant、ゴールを一緒に探すといった「自分の悩みじたいをはっきりさせるための相談」も可能です。もちろんＤＶなど、目下直面している困りごとの相談もできます。

発達障害軽度〜グレーゾーンの人は、相談時にそのことを伝えてみましょう。もやいでは、できるかぎりそのひとにフィットした支援を提供する目的でヒアリングを行っています。

発達障害や精神疾患などの症状がある人が直面するトラブルには共通点も多いです。特にアパートの入居などで断られることがあったり、家族トラブルを抱えたりしていることも多いため、相談件数も多いそうです。こういったケースに直面している場合は特に、もやいに相談に行ってみるのもひとつの手です。

障害年金 ¥

病気や障害の診断があり、この病気や障害のために十分な収入がないものの、生活保護を申請するまではない人は、障害年金受給の申請を検討してみましょう。申請のために必要な「中立書」「診断書」のお金はかかりますが、申請が通った場合、障害の程度によって月に5万〜8万円程度（子どもがいる場合加算されます）のお金が支給され、大きな経済的支えになります。

障害年金には、「障害基礎年金」と「障害厚生年金」があります。初診日（障害の原因となる病気やケガで初めて医師の診療を受けた日）に国民年金に入っていた場合は「障害基礎年金」、厚生年金に入っていた場合は「障害厚生年金」を請求することができます。

障害認定日までさかのぼっての請求が可能で、場合によってはまとまったお金も入ってきます。また、障害厚生年金に該当する程度よりも軽い障害が残ったときは、障害手当金（一時金とも）を受け取れる場合があります。

申請先は、住んでいる自治体の福祉課だったり、近くの年金事務所だったりと、ケースによって異なります。提出する書類もたくさんありますし、申請はとてもたいへんです。病院のソーシャルワーカーや、ほかの節で紹介する「障害者就業・生活支援センター（通称：ナカポツセンター）」の相談員が記入や申請を支援してくれる場合があるので、ぜひ支援をお願いしてみましょう。

申請は通るとはかぎりません。特に障害基礎年金は受給条件が厳しいです。いったん受給となった場合も、更新のときに障害が軽くなったと判断された場合や、関連の法令が変わった場合、減額や受給停止になることもあります。

いずれにしろ、キーになるのは「初診日」です。なるべく早く支援者や医療とつながり、各所への相談履歴や受診履歴を蓄積しておいたうえで、書類の作成や取得、窓口への申請を全面的に支援してもらいましょう。私の場合も、申請のすべてのプロセスで、障害者就業・生活支援センターの相談員や病院のソーシャルワーカーさんに支援してもらいました。

病院を何度か転院している場合、初診の病院で「初診証明」という書類を出してもらう必要があります。通わなくなってから時間が経っていたり、病院じたいがなくなっていたりすると初診証明がとれないこともあります。

ゆくゆく障害年金を申請することになることを考えて、通院のときのレシートなどは、初診時のものに限らずすべて保管しておくことをおすすめします。初診が救急搬送の場合消防署に救急の履歴が残っているので、それが証明になることもあります。

その他給付金 ¥

失業したときに受け取れる「失業手当」、失業などの理由で家賃が払えない人向けの「住宅確保給付金」、病気で休業中の会社員などが受け取れる「傷病手当金」など、給付金がもらえる制度はたくさんあります。ともかく、障害や失業などがきっかけでお金に困っている場合、探してみれば想像以上に手厚く助けてもらえる制度はなにかしら見つかる可能性が高いことを覚えておいてください。

各種給付金の管轄の窓口は福祉の窓口やハローワークなどさまざまで、受給要件も複雑です。まずは、つながった支援機関や窓口などで堂々と、勇気をもって「これこれでお金に困っているのですが、なにか給付金などが受給できる可能性はありますか？」などと訊いてみましょう。

巻末資料３

お守りのように持っておこう「いざというときに支援者に渡すメモ」

困ったとき、辛いとき、助けを求めるために勇気を出して支援機関を訪ねたりしても、私たちはなかなか、自分が「なにを必要としているか」を上手に説明できないものです。

ピンチのときであればあるほど、追いつめられていればいるほど、言葉が出てこないままに状況に流されてしまう。「あれ？こんなはずじゃなかったのに……」というもやもやを抱えたまま、もとの不安定な環境に戻ってしまうこともあります。たとえばこんな感じです。

「明日払わなければならない電気代も手元になくなるまで追いつめられて役所に生活保護の相談に行ったら、働くことをすすめられた。あれよあれよと思ううちに違う窓口に連れていかれて、なぜか就労支援を受けることになって……あれれ？」

「失業し、仕事とお金がない不安からうつ状態になってしまい、ともかく仕事を探したいとハローワークに行ったのに、窓口で『まずは病院できちんと治療を受けましょう！』と、通院をすすめられて終わりになってしまった。モヤモヤしながら窓口を離れ……あれれ？」

こうしたケースは、本当にあるあるなのだそうです。

ひとつめのケースでは、就労支援ももちろん大切なのですが、まずは「いま、きょうこの瞬間お金がない」という問題を解決すべきです。

ふたつめのケースでは、病院での治療は第一の選択肢ではなさそうです。まずは「いまの状態でできる仕事を探す」のが何よりのケアになるでしょう。

私自身は先のような経験はないのですが、自分が同じ状況に置かれたら、やっぱり「あれれ？」と思いながら、適切な支援を受けられないまま帰ってしまうと思います……。

立て板に水のようによくしゃべり、ニコニコしながらどんどん話を進めていく相談員の人に圧倒されてしまう。口がコンクリートでも流し込んだように重たく固くなって、最後にはほとんど言葉が発せずにフリーズしてしまう……そんな自分のようすがありありと想像できます。なんでふつうの人ってあんなにテキパキしてるんでしょうね？（笑）

私はもともと口が重いほうなのですが、緊張したり疲れたり、ショックを受けていたりするとほとんどしゃべれなくなります。身体も固まってしまって、頭ではいろいろグルグル考えているのに、周囲の働きかけに対して、とことん従順な方向にしか動けなくなることも。「こうしましょうね！」「……はい」「じゃ、ここに名前書いて、ハンコついてね」「あ、はい……」みたいな。

相手が夫のように、私をよく知ってくれている人なら「おーいおーい、大丈夫？」と肩をポンポンしてくれたりするのですが、巻末資料4「支援者・専門家に頼るときにまず確認してほしいこと」（223ページ）にも書いたように、ここまで理解のある支援者や専門家ばかりではありません。

このように、誰でも困りごとが深いほど、心は疲弊し、思考も鈍って、主張するエネルギーが失われがちになるものです。結果的にコミュニケーションに食い違いが出てしまう場合だってあります。発達障害のある人ならなおさらそうでしょう。

ですので、いざ助けを求めてアクションを起こすときや、突然事態が悪化したときのために、**自分の「いまの状態」「願い」「譲れないこと」「注意点」といった、必要な支援を受けるのに重要な四点をメモにまとめておく**ことをおすすめします。

ふだんから枠を作っておいて、そのときどきの実情で内容を適宜書き換えていくとよいでしょう。メモを作る過程で自分の状態や願いなどがはっきりしていき、それじたいが有効なセルフケアにもなります。

「いざ助けを求めよう」というシーンはたいてい緊迫しているので、メモを用意する時間的精神的余裕がないかもしれません。あらかじめスマートフォンや携帯電話のメモアプリに書いておいたり、小さな紙に書いてお財布の中に入れたりして、持ち歩くのがおすすめです。

いざというときに支援者に渡すメモ

1 願い　どうしたい？ どうしてほしい？

【内容】	【内容例】
	・○○から暴力を受けています ・お金がまったくありません （預貯金の残金を書いても） ・仕事とお金がありません

2 いまの状態　いまの困りごとや環境上の問題は？

【内容】	【内容例】
	・いますぐ安全な場所に避難させてください ・生活するためのお金をください ・いまの私にできる仕事を紹介してください

3 譲れないこと　これだけは絶対に叶えたい・避けたいことは？

【内容】	【内容例】
	・家には絶対に帰りません ・○○には私のことを知らせないでください ・仕事ではなくお金が必要です ・治療ではなく仕事が必要です

4 注意点　病気や障害において配慮が必要なことは？

【内容】	【内容例】
	・○○という病気を持っています ・言葉で説明されても理解できません 大切なことは書いてください ・一人で複数の人と話すと怖くなります 一対一か一対二にしてください ・男性とは怖くて話ができません 女性と話をさせてください ・ざわざわした音が苦手です 静かな場所で話をさせてください ・密室が苦手です 広い場所や外が見える場所で話をさせてください

巻末資料 4

支援者・専門家に頼るときにまず確認してほしいこと

障害者の福祉や看護・治療に関わる支援者や専門家は、当事者の利のために最大限努力すべき位置にいます。

しかし、彼らは当事者のために身を尽くす者である前に、私たちと同じ一人の人間であり、人間としての限界や、労働の対価にお金をもらって家計を回していく、労働者としての側面もあります。彼らは、非の打ちどころのない聖人ではありませんし、常に完璧なわけでもありません。一人の人が十人ぶんや百人ぶんの働きをできるわけでもありません。

彼らだって、十分な休日と正当な対価、健康的な職場環境がなければ、プロとして働きつづけることは不可能なのです。そして残念ながらいまの日本では、彼らも私たちと同じように、ブラックな労働環境にあります。

また、対人援助職は仕事の内容上、「人をコントロールしている」という優越感を得やすい仕事でもあり、この優越感を得ることを、無意識的・意識的に仕事の目的にしている人もいます。特にメンタルケアの周辺では、自分自身の精神衛生やコミュニケーションに課題を抱えていて、それが仕事の動機づけになっている「こじれ系支援者・専門家」が多くなりがちです。ほかに、公的機関の相談員は基本的にローテーションで異動させられた公務員であるため、それほどモチベーションが高くない場合もあります。このあたりが、ザンネンな支援者・専門家が多い理由の比較的多くを占めていると言えます。

こうしたことを過不足なく現実として受け入れるのは、なかなかハードなことではあります。私も、言いたいことはものすごくたくさんあります。しかし、ハードな人生を生きる当事者としてまずは、「なるほど、現状はわかった。では、私たちはどう切り抜けようか？」と考えることから始めたいと思うのです。

この節では、日本の発達障害者支援の現状と、それを踏まえたうえで私たちがどうすれば比較的確実に支援にたどりつくことができるのかについて、とことん正直に書いています。支援者・専門家に頼りたいというとき、まず読んでみてください。あなたができるだけ平坦な近道を通って支援にたどりつけるようにと願って書きました。

■発達障害者がピッタリの支援者に出会う確率「三人に一人理論」とは？

残念ながら、ザンネンな支援者や専門家は世の中にたくさんいます。私がここ20年ほどあちこちの支援機関や専門家に頼った体感は、**「安心して頼れる支援者・専門家は三人に一人いたらいいほう（以下、三人に一人理論）」**という感じです。

この「三人に一人理論」は、専門家によっても当事者によっても比較的あちこちで言われていることで、おそらくだいたい実情に合っているのだと思います。

こういった現状ですし、「相談・支援機関リスト」にもたくさんの相談先候補が挙げられています。**「支援者・支援機関の代わりはいくらでも存在している。一人二人に会ったり、一カ所二カ所会ってうまくいかなかったとしても次がある」**といった、多少気楽で気長な気持ちであたるのがおすすめです。

これは、意味もなく楽観的になれということではなく、現在の日本の障害者支援の現状を踏まえたうえでの現実的な提案です。こうした、「代わりはたくさんいる、数人だめでも絶望ではない」という情報を知らないがために、何度かのチャレンジがうまくいかなかったことで絶望してしまう人も多くいるようです。

こうした重要な情報を知らない当事者が多いのは、当事者の側の問題ではなく、関連の情報が一元化されておらず、当事者からアクセスしづらいという、情報提供の道筋の不完全さの問題です。私がこの本を書いたのは、こういった現状へのせめてもの対抗策という面も強いです。

私たちは、それまでの人生でもさんざん人に裏切られたり傷つけられたりしています。ただでさえ心身の調子が悪く、暮らしている環境もストレスフルだったりしますよね。やっとのことで支援機関に頼ろうとしたのに冷たい扱いをされて、「もうこりごりだ」となってしまう気持ちもよくわかる気がします。私自身も何度もそういったことを経験していますから。

これを書いているつい先日も、福岡市の発達障害疑いの20歳の女性が、診断がつかず支援も受けられず、思いつめて自殺してしまったという、とても悲しい事件がありました。

幼いころから複数の機関をまわっても診断がつかず、20歳を前に改めて医療機関に連絡してみても「成人直前の診断は難しいから20歳になってから来て」とか、「混んでいて数カ月待ち」などと言われるいっぽう、支援を要請した発達障害者支援センターでは「診断がないと支援ができない」と言われ、希望を断たれてしまったようです。

これは私には、どう考えても支援制度の整備の問題に見えます。支援には人件費などの予算が必要で、そのためにはおのずと、「発達障害者支援センターではこのように○人の発達障害者の支援をしています」という報告が必要です。結果として「発達障害者支援センターで手厚い支援を受けるには、発達障害の診断書が必要」となってしまうしくみは理解できますし、ある程度避けられないこととは思います。

ただ、発達障害者支援に割かれている人的リソースがあまりに足りない、とは言えるでしょう。私の居住自治体を管轄する発達障害者支援センターでは、診断がない場合でも、発達障害と思われることで困っているのならある程度の支援はしてくれるということでしたが、いつも混んでいて、面談の予約は1カ月待ち。この1カ月が長かったこと、苦しかったこと。

福岡市のセンターはもしかすると、私の居住自治体のセンターよりもさらに、スタッフの方々が忙殺されていて、「診断がないと支援できない」という言い方になってしまったのかもしれません。

ここは、制度がさらに整備されていくように根気強く訴えながら待つしかないのですが、正直、苦しむ当事者としては「ともかく早くいまの私を助けてよ！」という感じですよね。社会が変わるのには時間がかかっても、こちらの人生は刻一刻と過ぎていってしまうのですから。

発達障害者への支援が圧倒的に不足しているこの状況下で、先の福岡市の女性が死なないですむには、どういったアドバイスが必要だったろうか、と考えてみて、次のようにまとまりました。

それぞれの支援機関には、限界や、得手不得手があります。しんどいですが、どこかが冷たくても、諦めずに別の支援機関に目を向けてみましょう。

どの支援機関も万能ではありませんし、その自治体のその機関がどの程度多忙であるかによって、支援のきめ細かさは違ってきます。また、個人との相性もあります。

たとえば、診断をしてくれる医療機関は、福岡市の発達障害者支援センターがこの女性にくれた「診断をしてくれる医療機関リスト」に載っているところ以外にもあったはずです。「このリストに載っている以外にもいい病院があるかもしれないから、これにこだわらずほかでも探してみて」と、ひとこと補ってくれればよかったのでしょうが、もしかするとこのセンターでは、そのひとことを言う余裕もないほど忙殺されていたのかもしれません。

支援機関の側をかばいたいのではなく、そういう現状なのだということを頭に置いたうえで、ひとつがダメだったら早々に見切りをつけて別のところを探したほうが「当たりが出やすい」よ、ということです。

「発達障害者支援センター」ではこのように、発達障害に特化した支援が受けられますが、手厚い支援を受けようとすると「発達障害の診断がないと……」と断られてしまう場合もあります。しかし、「障害者就業・生活支援センター（以下ナカポツセンター）」は、名前からもわかるとおり、障害者全般の支援をしてくれるところです。ナカポツセンターは発達障害者支援センターよりも間口が広く、「就職や生活にあたって障害レベルの困りごとを抱えている人」を広くカバーしています。

ナカポツセンターも「障害者を支援する」という事務手続き上、最終的にはなんらかの診断や手帳があったほうがベターですが、「発達障害の診断」がなくても使えます。たとえば過去に「うつ病」や「自律神経失調症」「過敏性腸症候群」など、病院で診断された疾患があるようなら、それを主張してもいいでしょう。

その自治体のナカポツセンターの状況にもよりますが、なんの診断もなくても、「病院に通っている」「病院を探している」という状態だったりと、本人が将来的に障害者としての支援を望んでいるのであれば、適切な病院につなぐところから支援してくれるところもあります。（＊43）

「やりたくないことをやろうとすると暴力的な眠気に襲われてどうしようもない」という、発達障害らしき症状に苦しんでいる知人がいます。この人は最初に「発達障害者支援センター」に行ってみたところ、やはり「診断がないと……」と言われ、なんとか診断をと4つの病院（発達障害専門をうたう精神科、脳神経外科、睡眠障害のクリニックなど）をまわったのですが、どこからも診断をもらえず、いいかげん疲れ果ててしまったとのことです。少し休んで、エネルギーが多少でも回復してくるのを待つと言っていました。

私はこの人にも「三人に一人理論」を伝えていたので、この人はがんばって4つもの病院を訪ねたようなのですが、いまのところ結果は上記のとおり。私は最初からナカポツセンターと発達障害者支援センターの2つにつながっていたので、ひとつだけの支援機関に頼ったときのリスクについては知識が足りませんでした。私の無知で遠回りをさせてしまうことになり、申し訳なく思っています。

こういったことを踏まえ、現時点で私が言えるのは、まとめると以下の4点です。

1. できれば最初から複数の支援機関とつながろう
2. ひとつの支援機関がイマイチだったら、早めに見切りをつけてほかの支援機関をあたってみよう
3. イマイチなところの提示する利用条件等を満たすためにがんばりつづけることは避けよう
4. 2つの支援機関に頼ってイマイチでも、4つめの支援機関に頼ってみるまではなんとか諦めないでいよう

こういった方法がおそらく、いちばん効率がよいでしょう。これは「三人に一人理論」の応用で、「それぞれ機能や対象者を異にする支援機関と出会いつづければ、4つめと出会うまでには

なんらかの収穫が得られるだろう」というものです。

最悪、そこまでやっても具体的な直接支援につながれなかったとしても、それだけいろいろな機関を訪ねるうちに、かなりいろいろな情報が手に入っているでしょう。それが、自分で方策を開拓していくとっかかりになる可能性もあります。

支援機関は本当にたくさんあります。まずは巻末資料の「つらい環境から脱出したいときの支援機関・制度リスト」（188ページ）を参照してみてください。もちろん、リストに載っているのがすべてなわけでもないので、「メソッド1脱出しよう、つながろう」章「ググり力をアップしよう！」（43ページ）を参考に、自分でググってみてもいいでしょう。

■ザンネンな支援者・専門家を見抜くためのチェックリスト

さて、「三人に一人理論」を応用まで展開してきました。ここで、「では、残りのザンネンな二人の支援者・専門家を早々に見分けるのはどうしたらいいのか」という話になりますよね。

そんなわけで、私の経験上、「こういう人はたぶんザンネンな支援者・専門家だよ」という要素を挙げてみます。どれが何個当てはまったらどう、という基準までは突きつめられないのですが、ぜひ参考にしてみてください。だいたい、1個当てはまる人はガンガン何個も当てはまる、というケースが多いのではないかと思います。

1．差別や偏見がある or 知識不足

・発達障害や二次障害のためにできないことについて、本人を責める

働けない状態の人に「やる気が足りない」みたいなことを言ったり、解消できない感覚過敏や薬の副作用などについて、「我慢が足りない」「わがまま」みたいなことを言う人がいます。

ほんとに支援する気あるんですかって言いたくなりますね。プロであるなら、「個人の状態の想像以上に多い部分が環境要素で決まる」ということは押さえておいてしかるべきです。

専門家や支援者は、当事者の苦しみを癒やすことを最優先にしてしかるべきです（だってそれが仕事ですよね？）。たとえ珍しいケースで面倒だと感じたり、自分の知識や技術でカバーできないと思っても、苦しんでいる当事者本人に苦しみの責任をなすりつけるのは、専門家や支援者として不合格だと思います。

・外出できない人をムリヤリ外出させようとする

たいへん悲しいことに、ひきこもりの人を劇的に社会復帰させるとして、脅しや暴力、人格否定を使ってムリヤリ外にひっぱり出そうとする「支援団体」があるようです。

私もひきこもっていたから思うのですが、ひきこもる人は、社会に出ても自分のような人間には居場所がないと感じているから、あるいはさまざまな不調で実際に出るのが不可能だから、ひ

きこもるのです。それを心身への攻撃によって力づくでひっぱり出そうというのは……。

こうした暴力的なアプローチは、逆効果であるばかりか、法律や倫理に反します。さらに当事者を追いつめ、結果的に人が死ぬような最悪の事態を呼びかねません。

・「福祉制度の受給基準を厳しくすべき」というような発言をする

障害者支援に関わる人なら、福祉制度の鉄則は「ごく少数のフリーライダーを織りこんだうえでできるだけ捕捉率を上げること」である、という知識は知っておいてしかるべきです。

たとえば日本の生活保護の不正受給は、支給されている金額のうち1%未満であるいっぽう、生活保護受給対象者の捕捉率（本来受給していい人に支給されている割合）は1〜3割ほどにとどまっており、残りの7〜8割の人が生活保護受給水準以下の深刻な貧困下での生活を余儀なくされています。

というか、仮に本当に不正受給がいちばん大きな問題だったとしてもですよ。実際に正当な理由で福祉制度を利用しようとしている人に対して、その本人を責めるかのような発言、相手を尊重していたらできるはずがないですよね。

もしこういった支援者に出会ったら、しかるべき苦情受付窓口や責任者に苦情を申し立てましょう。

2. 礼節やデリカシーを欠いている

・態度が無礼、身だしなみや部屋の環境が整っていない

基本的な礼節を欠いているということは、こちらを尊重する意志がないか、尊重を表すだけの能力がない、ということです。

あいさつをしないなど、わかりやすい無礼はもちろんよくないですが、タメ口や猫なで声、子どもに噛んで含めるような話し方で話すのも、やはりこちらを対等な人間として見ていないのだなと不快に感じますね。

・テンションが的はずれ

「元気を出して」「がんばって」「前向きに考えて」などといった、過剰にポジティブなアドバイスを連発されたり、大げさすぎるリアクションをされたりすると、腹が立ったり白けたりしますよね。少なくとも、こういう人を信じて頼ろうとはなかなか思えません。

こちらがまだその人を信頼できていないのに、「自殺しないことを私と約束してね」と満面の笑みで言ったりするような人もちょっと危ないです。

こういう、体感でなんだか的はずれな感じのする人は、知識や経験、デリカシーが不足しているのに、支援者や専門家をうたっている場合が多いです。

・初診で診断する or 資格がないのに診断・治療する

心の病は複雑で多様なので、基本的には一回の診察で診断はできないものです。病名をつけることに慎重な医師のほうが信頼できると言えます。初診で診断できても、「○○の疑いがある」「○○かもしれない」程度までにする先生のほうが無難です。

初診で診断が出る場合でも、すでにほかの専門家のところで「○○の疑い、診断のために専門の先生にかかれ」などと言われており、初診時点でこちらが詳しい病歴や生育歴などの情報を提供している場合はOKです。

「便宜上の診断」もOKです。たとえば、福祉サービスや支援機関を利用するためには形だけでも診断名が必要な場合が大半です。この便宜上の診断は初診でも出され、本人に告知されます。カルテを作成して病院が診療報酬を得るためにもなんらかの診断は必要なので、一度病院にかかればなんらかの病名はつけられます。こういった「便宜上の診断」と、目の前の患者の困難や特性に対する深い理解とを分けることができるのが、信頼できる医師なのではないでしょうか。

いっぽう、医師の資格を持っていないカウンセラーなどが、「あなたは○○（病名）です」と「診断」してしまう場合は一発でアウトです。

「総合的にいって○○の可能性があるとは思いますが、私は医師ではなくて／専門ではなくて診断ができないので、専門の医師にかかって相談したり診断をもらったりしてください」はOKです。

医師であっても、本来ならば精神科や心療内科に回すべき疾患に対し、「うつ病」などと精神疾患の診断をしたり、求められるままに精神安定剤や抗うつ剤などの向精神薬を処方しつづけてしまう内科医もいたりします。これは、「精神科(心療内科)にかかるのは嫌だ」「気軽に薬だけほしい」といった患者のニーズに善意で応じた結果だったりするのですが、本来はとても危険なことです。

私も、初めてうつになったとき(発達障害発覚前)、「こころの相談」を掲げる開業内科医のところに行って、ひどいめにあったことがあります。初診でちょっと話を聞いただけでニコニコしながら「うつ病ですね」と言われ、パキシルという抗うつ薬を処方されたのですが、一錠めを飲んだだけでひどい副作用に襲われて、あわてて救急車を呼ぶことになったのでした。発達障害者には抗うつ剤は慎重投与らしいというのは、ずいぶんあとになって知りました。あの町医者の先生もきっと善意だったろうとは思うのですが、腹が立ったのも事実です。

困っているときにはなかなかしんどいことですが、患者の側で、素早く手軽な治療よりも、慎重で安全な治療を受けるように心がけることも必要なのかもしれません。

3．カルト・詐欺っぽい

・「アメとムチ」を使う

アメとムチを使う人はまず、「あなたの心がけが悪い、努力が足りない、感謝が足りない、このままではダメになる」などと、ターゲットを説教したり否定したり脅したりします。ターゲットはすっかり自信を失って、「私は間違っているのかも、この人に従わなければいけないのかも」という気分になってしまいます。

ターゲットが自信を失ったところですかさず、「あなたには見込みがある」など、ほかではなかなか言ってもらえないような褒め言葉を混ぜ、「あなたなら私の言うとおりにがんばれば健康になれる」などと言って、すっかり心をつかんでしまいます。

こうした関わり方は、詐欺やカルトで行われる、承認欲求を利用した洗脳の常套手段です。アメだけ、ムチだけの人も十分に危険なので、注意しましょう。

・よく考えると頼る前よりもつらくなっている

冷静に考えると、その支援者や専門家の側が得をし、こちらが損をしているような場合があります。これも詐欺やカルトによくあるパターンです。

そのセラピーなどにかけるお金や心身のエネルギー、時間の分量と、救われた分量を天秤にかけてみて、割に合わない感じがするようならアウト。

いっぽう、つらさがなにか生産的なもので、冷静に理論的に考えた場合にも「この時点まで耐えたら確実にここがこのようによくなる」という期待のほうが大きく持てる……副作用というデメリットよりも、メインの作用のメリットのほうが大きいならＯＫです。

私のＥＭＤＲ治療を例にすれば、「初期の副作用として一時的にフラッシュバックなどの症状が悪化するものの、そこを乗り越えれば確実に大きく回復する」というのが、理論的に納得できたのでＯＫ。信頼できる治療者は、治療の過程で不調や一時的な状態悪化の可能性がある場合、事前にその旨を説明しますし、悪化時の対処法も用意しているはずです。

不快な症状に対して「好転反応」というキーワードが出てきたらイエローカードです。「好転反応だからほかの治療などをやめて耐えろ、そうじゃないと台なし」のように言うのはレッドカード。

・簡単に断言する

「絶対に大丈夫」「絶対に治る」など、簡単に断言したり、「それにはうちの方法が最高」など、なにかを絶対視した発言をしたりする人がいます。

なにかについて誠実であろうとするほど、また背景知識が豊かであるほど、なにかを断言したり絶対視したりすることはできないものです。

特に、「発達障害が治る」というキーワードが出てきたらまずアウトと思ってください。現在では、発達障害じたいが治癒することはないとされています。発達障害のもともとの不便を投薬や訓練で「楽にする」「コントロールする」「軽減する」こと、二次障害を「治す」ことはできても、「発達障害を治す」のは不可能なのです。

このような現状で、専門家がわざわざ「発達障害が治る」「発達障害を治す」という言い回しを選ぶことは、少なくとも現場に用語上の大きな混乱を呼びます。そして次にはおそらく、発達障害児の親御さんには「子どもを治せ」という、子ども本人には「治れ」という、大きなプレッシャーがかかります。

こんな状態は、ただでさえ生きづらい発達障害児やその親御さんにとって、地獄のようなものだと思います。表面的には明るく見える「治る」というキーワードには、じつは言外に、発達障害を持つ人にスティグマを押しつけ、「ふつうで健康」であることを強制する、残酷な側面があるのです。

現在、「発達障害は治る／治そう」などと言ってしまう専門家がいるとしたら、彼らは専門家が持ち合わせているべき慎重さや知識、誠実さ、倫理に欠けていると言わざるをえません。

・周囲の人との関係性を絶たせようとする

「本人がもともと持っていた、周囲との健全な関係性を断ち切ってしまい、よるべのない状態にして、残されたひとつのものに頼る以外の生き方を奪ってしまう」というのは、カルトや詐欺、

ＤＶによくみられるやりかたです。

詐欺的セラピーにハマらせようとする人は、「うちを批判する人はあなたを治したくなくて嘘を言っている」などと言って、周囲の人に対する不信感を植えつけます。自らの提供するセラピーと病院での治療の併用を許さない、セカンドオピニオンを得ようとするのを許さない、などの強硬な態度で、ターゲットを自らのところに縛りつけます。

特に、自らのセラピー以外の競合をののしったり、病院での標準治療を全否定したりするような雰囲気の場合は完全にアウト。こういったカルトや詐欺にハマった場合、受けるべき治療が受けられずに病気を悪化させてしまう、その後の人間関係を壊してしまうなど、大きな実害が出かねません。

「○○は××な問題点があるから私は使わないけど、メリットもあるから併用してもかまわないですよ」などといった、論理的な批判の場合はＯＫです。

4．モラハラっぽい、権威主義的

・反対意見を言ったりすると感情的になる

たいていは、「あなたを思って言っているのに」「あなたにやる気がないなら来なくていい」など、「言うことを聞かないとこの人の愛情や関心を失うのでは」と不安になるような言い方をします。

権力的な上下関係を悪用した脅しの手段です。

・なにかを強制的にやらせようとする。こちらに選択権を与えない

これもカルトやハラスメントのやり口です。「やるかどうかはあなたが選んでいい」と口では言っていても、すでにほかの選択肢への道筋は実質的に断たれているなど、ほかの選択肢をとりづらい状況に追い込む場合もあります。

・チームを組もうとしない、専門外の治療をしようとする

専門外のことも全部一人でやろうとする人は、当事者を抱え込んでコントロールしようとする悪意のタイプか、よかれと思って専門外のことにもなんとか対応しようとする善意の無能タイプかもしれません。

医者ならソーシャルワーカーや心理士を紹介せず、いつまでも一対一の診療関係だけ続ける、紹介をお願いすると不機嫌になる、不満や疑問を呈するとやたらと自分を卑下するわりには他の機関を紹介しない、周囲の看護師やほかの医者と関係性が悪そう、などのケースがあげられます。

＊32：メール相談フォーム https://www.houterasu.or.jp/cgi-bin/formmail/formmail.cgi?d=toiawase
＊33：全国の法テラス事務所一覧 https://www.houterasu.or.jp/chihoujimusho/index.html

＊34：解説ページ http://www.moj.go.jp/JINKEN/jinken108.html

＊35：http://www.moj.go.jp/JINKEN/jinken66.html

＊36：相談フォームへのリンクページ http://www.moj.go.jp/JINKEN/jinken113.html

＊37：解説ページ http://www.gender.go.jp/policy/no_violence/dv_navi/index.html

＊38：センターの連絡先一覧 http://www.gender.go.jp/policy/no_violence/e-vaw/soudankikan/pdf/center.pdf

＊39：障害者の円滑な就労を支援する人。得意なことや苦手なことを仕事先に共有してくれたりします。

＊40：https://www.mhlw.go.jp/bunya/shougaihoken/service/hutan1.html
最終アクセス：２０１９年６月11日

＊41：解説ページ https://www.shakyo.or.jp/guide/shikin/seikatsu/index.html

＊42：全国の社会福祉協議会連絡先一覧 https://www.shakyo.or.jp/network/kenshakyo/index.html

＊43：そういう人がいるのかはわかりませんが、将来的に絶対、診断も手帳もいらない、障害者扱いされたくない、でも手厚い支援は受けたい、という人はさすがに、ナカポツセンターでも受け入れは難しいのではと思います。

おわりに

いままで、そしてこれから

この本の原稿が大詰めを迎えていた5月末、私の心を大きくかき乱すようなニュースが入ってきました。51歳の男が、スクールバスを待つ小学生たちの列を襲撃した事件。のちに「川崎殺傷事件」と呼ばれるこの事件は、18人が負傷、2人の被害者が死亡、加害者は現場でそのまま自殺、という悲惨な形になりました。

加害者について、長年にわたっていわゆるひきこもりの状態にあったという情報が大きく取り上げられ、著名人がひきこもりの人を「不良品」と呼んだり、ひきこもりの人を犯罪者予備軍のように扱うような発言をするなどのできごとが続きました。

ネット上では「死にたいなら他人を巻き込まずに勝手に死ね」といったような言葉があふれました。それに対し、「周囲に迷惑をかけずに死ねみたいなことは言わないでほしい」という反論や、この反論に対する「加害者の肩を持つのか」「被害者の気持ちを考えろ」「どうせ死ぬなら罪もない人を巻き込むなという意味だ」などといったさらなる反論が重なり、大きな論争となりました。

私は執筆に集中するため、必死にこの話に意識の焦点を合わせないようにしていましたが、川崎の事件のたった3日後、私のもっとも恐れていたことが起きました。長年ひきこもりだった息子を、実の父親が刺殺したのです。この父親は息子に手をかけたきっかけとして、「川崎の事件のように、息子も周囲に危害を加えるかもと不安に思った」といった旨のことを語ったそうです。

この事件の報道に、私は完全に冷静さを失ってしまいました。息子を刺殺した父親は元官僚で、殺された息子はいわゆる「いいうちの息子」。私もいわゆる「いいうちの娘」だったため、実家を出るに出られず、出世した父とポンコツな自分との落差に苦しみながらひきこもっていた日々と、殺された息子さんの送っていたであろう日々が、かぶって見えてしまったのです。あの殺された中年男性は、私だったかもしれない……。

動揺のあまり、つい攻撃的なツイートをしてしまい、あとで思い直して消すなど、ずいぶんとじたばたしました。私は、「いつかの自分や、それに似た人が社会から排除される様子」を見ると、思わずFight状態におちいってしまうのです。

そうした自省を経たあとも消さずに残したツイートに、以下のようなものがあります。

「お前ら、全員助けられろ。助けられてしかるべきだ。おかしいのは個人じゃない、システムだ。それをみんなでなんとかしよう」以外に、いま言うべきことが見つからない。なんなんですか、この殺し合いは。本気出さないと、日本はテロよりも、社会的格差や排除によるリンチのしあいで中から崩壊するよ。

「罪もない人が殺されて可哀想」は部分的に間違ってる。「どんな罪があろうとなかろうと、すべての人間が殺されずに生きてしかるべきだ」というところを共有しないと、向かうのは「罪のあるなし」による命の選別。人生の全ての瞬間に強く正しい人なんていないんだから、最終的には誰ひとり残らないよ。

川崎殺傷事件のあの包丁、そして、息子を殺した元官僚の握ったあの包丁は、私たちすべての心臓に向かって突き立てられたのだと思います。「このようにして人々が咎めあい、否定しあい、選別しあい、排除しあい、殺しあう空気になってしまったこの世の中で、お前はいかにして、われわれの生を肯定するのか？」と。

状況のあまりの重たさに、そして、本来こういった社会的課題とはなんら関係のないところで生きていられたはずの、なんの障害も持たず、元気で幸福だった人たちまでが、日常を揺るがすような恐怖にさらされ、隣人に対して身構えざるをえなくなっている現実に、私は容易には口を開けません。

けれどそれでも言わなければと感じるのは……。

「立派で、正しくまともで、永遠に誰にも迷惑をかけない人間」なんて、突きつめれば存在しません。そんなものは、「たまねぎの芯」や、「ドーナツの穴」みたいなものです。

私たちは、たとえ障害を負っているのではなくとも、泣きながら生まれてきて、一人では立つことさえできず、糞尿を垂れ流し、イヤイヤをし、周囲に迷惑をかけまくります。そうしてなんとか大人になったと思ったら、今度は逆の順序をたどるように、年老い、衰えて死んでいきます。「立派でない」「正しくない」「まともでない」「他人に迷惑をかける」を理由として一人ひとり脱落させていけば、最後には社会じたいが消えてしまうのです。誰にも信じてもらえなかった妖精が、そっと息を止めるように。

社会が私に、私に似た誰かに、あるいはそれ以外の誰かに突きつけるNoを、どうにかして、歯をくいしばって、足をふんばって、屁理屈を山ほどこねて、Yesに変えていく。何度突き崩されて泣くことがあっても、また一から石を積んでいく。お前ら、全員助けられろ。助けられてしかるべきだ。お前ら、全員助けられろ。助けられてしかるべきだ。

その、馬鹿げた小石積みの小石のうちのひとつが、この本なのかもしれません。

いまの私を形作ってくれている、最愛の夫、おてんば猫のT、父と母、兄、友人知人、私を回復に導いてくださった専門家や支援者の方々に、心より感謝申し上げます。さまざまなお導きをくださった仕事関係の方々、そして、この本の完成のためにご尽力いただいた（以下順不同）監修の鴻巣麻里香さん、デザイナーの越智紫さん、若菜啓さんにも、心から感謝を。みなさまがどうかご健康でお幸せであられますように。

２０１９年６月 梅雨の晴れ間に

宇樹義子

解説　ただ不器用なまま生き抜くために、弾力性を取り戻せ

鴻巣麻里香（ソーシャルワーカー）

この解説を書いている時点で、筆者である宇樹義子さんと私とのあいだに直接の面識はありません。オンラインの打ち合わせで液晶モニター越しに顔を合わせたのが一度。それ以外はすべて、SNSでのつながりです。不確かな記憶をたどれば、出会いは東日本大震災の直前。Twitterの相互フォローがはじまりでした。ですので、私は彼女のドラマティックな「駆け落ち」劇場をリアルタイムで視聴していた一人です。そういったご縁があり、この本の監修依頼をいただきました。これもまた、実に「この本らしい」エピソードと言えるでしょう。

監修という作業を通じて触れた宇樹さんの物語には、TwitterやFacebookを通じてリアルタイムで発信された熱っぽい物語（ナラティブ）とは異なる味わいがありました。自分自身の体験をくりかえし書くという作業を通じ、おそらく彼女の中で生々しく熱いトラウマティックな記憶が、（ナラティブ・エクスポージャー・セラピーの言葉を借りれば）徐々に冷えて固まっていったのでしょう。かつての「私を見て！」「助けて！」という叫びは、その熱量はそのままに「あなたに幸せになってほしい」という優しい情熱へと脱皮し、一人ひとりの読者へ、そして社会全

体へと語りかけるパブリックなナラティブとなりました。
（女性の）発達障害本は多々ありますが、「発達障害あるある」や「そうそう私もそうなのよ」という個々人レベルの共感喚起を超えて、「なぜ私たちは生きづらいのか」「この生きづらい世の中に私たちの居場所をどう作るか」へと踏み込んだ当事者のナラティブはあまり類を見ないのではないでしょうか。「あるある」で終わらない、かといって「こんなおかしな社会は変えてやろうぜ！」という前のめりの社会批判があるわけではない。宇樹さんは「この生きづらい社会の隙間に、しぶとくしたたかに私たちの居場所を作っていこう」「生き延びよう。そして連帯しよう」と呼びかけつづけます。彼女は「私たちにとっての居場所は、きっとすべての人々にとって優しい居場所になるはずだ」と確信しているのでしょう。

生きづらさの物語には、希望があります。生きづらさを抱えた人々が「生きやすい」社会は、すべての人々にとって「生きやすい」社会だからです。それはあまりにも自明なことです。だから宇樹さんは、「生き延びろ」「居場所を作れ」とくりかえします。生きづらさを抱えた人々がただ自分のために生き延び、居場所を探し、居場所をつくることが、この社会をすべての人にとって優しい社会へと変えるアクションになるのです。

この本は、発達障害やなんらかの生きづらさを抱えた女性たちがしなやかに闘いながら生きのびるための手引です。しかしこの「しなやかに」というのはじつは曲者だったりします。女性の魅力、あるいは「女性らしい強さ」を表わすとき、しばしば「しなやか」という言葉が用いられます。さまざまなハードルやハンディキャップ、ハラスメントを被りながらも、決してガチンコすることなく、大声をあげたり顔をしかめたりすることなく、軽やかに上手に避けつつ乗り越えていくイメージでしょうか。しかしこれは、男性優位の社会が期待する「しなやかさ」にすぎません。女性であることによって被る社会的な不利益や差別は放置したまま、それらを「見苦しくなく」避けていくことを要求するために便利に使われる、詭弁です。そしてそういった器用で上手な生き方は、発達障害を抱える女性がもっとも苦手とすることでしょう。

しかし、「しなやか」には「弾力性」という意味があります。押し潰されても元に戻る、ぶつかっても跳ね返る、そんな力です。しなやかな闘い方を手引きするこの本は、上手に生きるための本ではありません。あっちこっちぶつかっても、曲がりきれずにトラブルに突っ込んでも、たくさん傷つきながらも、その傷を速やかに癒す「弾力性」を高める手段をたくさん身につけて、不器用なまま生き抜いていくための本です。

不器用なまま生き抜くための手段として、本書ではさまざまな具体的な手段を提案しています。二次障害としてのトラウマを癒すさまざまなセラピーの紹介、そして貧困や暴力といった辛い環境から逃げ出すための社会資源（相談先や避難場所）の紹介です。「発達障害を対象とした社会資源」ではなく、暴力と貧困から逃れるために使える資源を軸に選びました。本文でも解説されていますが、発達障害女性は二次障害として貧困や暴力（性暴力、モラルハラスメント、パワーハラスメント含む）を受ける可能性が高くなるからです。

本書で紹介した社会資源は、三つの意味で充分ではありません。まず、地域差の問題。本を手にとってくださったみなさまは、さまざまな地域にお住まいであるかと思います。本書では、みなさまがお住まいの都道府県・市区町村がどこであってもアクセスできる、なるべく地域差が生じにくい社会資源をご紹介しました。しかしながら、どうしても質量ともにある程度の地域差は生じてしまいます。

次に「制度の隙間」の問題。例えば成人した女性で両親やきょうだいから暴力や搾取を受けている人を救済するシステムが、この日本にはありません。18歳までなら児童相談所、配偶者からの暴力なら都道府県や区の女性相談センター（婦人相談所）等が避難・救済を担っています。しかし当事者が18歳を超え、親やきょうだいから暴力や搾取や抑圧を受けている場合、「自力で逃げ出す」以外の手段は警察介入に絞られてしまいます。しかし警察も、身体的な暴力以外（暴言・モラルハラスメントや経済的な搾取など）への介入には消極的です。そしてこの「身体的な暴力以外への介入が消極的」なのは、夫婦間のDVであっても同様です。自治体によっては柔軟な対応をしてくれるケースもありますが、それも前出の「地域差」です。

そういった隙間を埋めるために、本書でも紹介している「Colabo」のようにさまざまな民間団体が独自の支援活動を行っていますが、そういった民間団体の有無も地域差です。成人女性で親やきょうだいから暴力や抑圧を受けている、あるいは配偶者から身体的暴力を伴わないハラスメントを受けている場合の避難先は、当事者が自分の力で検索し、探さなければなりません。これには非常に高い「受援力」を要します。この「受援力への依存」が、三つめの問題です。

読者のみなさまの中には、医療や福祉の現場で対人支援に従事されている方もおられるでしょう。書きあがった本書を一読して私が痛感したのは、「私たち支援者はパワフルな当事者に甘えているのだ」ということでした。対人援助職（支援者）であるみなさまの多くは、病院なり福祉施設なりNPOなり、どこかの組織に所属されていることでしょう。そしてそこを訪れ、助けを求める方々を支援されているでしょう。つまり、私たちは見つけ出してもらっているのです。宇樹さんは本書で、検索力(ググり力)を高めよう！　助けを求めよう！　と同志たちを鼓舞します。しかし、さまざまな生きづらさを抱え力を奪われてしまった人たちにとっては、「助けを求める」という能動的行為そのものが負担です。そして多くの場合、「自分自身が今何に困っているかわからない」状態にあります。

最近流行りらしい「受援力」や「援助希求力」という言葉が、私は好きではありません。言葉そのものではなく、その言葉を支援者たちがしれっと使っていることが不快なのです。宇樹さんが「助けを求めよう！」としきりに訴えるのは、「だって支援者たちは私たちを見つけてくれないんだから！」という諦めと憤りをエネルギーにしてのことだと推察します。私たち支援者はそれに甘えてはいけないのです。「受援力」なんて言葉に責任転嫁してはいけないのです。本書を読まれた対人援助職のみなさまが、援助構造の中にある「パワフルな当事者への依存」に気付き、自ら出会いに行くモードへとシフトチェンジされることを願っています。

本書の企画にあたり、宇樹さんと議論を重ねたのが「お金」についてです。宇樹さんは裕福な家庭に育ち、そして現在まで「貧乏のどん底」を経験したことがありません。それが彼女の「強み」であることに疑いの余地はなく、それ故に読者のみなさまから「どうせお金があったからなんとかなったんでしょ」と受け取られてしまう恐れがありました。本書で紹介されているさまざまな治療法・セラピーの一部を受けるためには、それなりのお金がかかるからです。「回復するにはお金が必要」という誤解を与えてしまうことを、私たちは警戒しました。

しかし、安全な環境に身を置けば、人は自然と回復します。こじれてしまった認知の歪みも、修正されていきます。人には回復する力が自然と備わっており、治療やセラピーはそれを早めるだけなのです。だから本書の中の「お金かかって無理！」というセラピーの類については、読み飛ばしてしまってかまいません。まずは「つらさから逃げる」ことを最優先にしていただきたいのです。

かといって、心が深く傷つき疲弊した状態では、誰かに支援を求め、つらい環境から逃げることも困難です。傷つき（トラウマ）のケアなしに能動的なアクションを起こすことは、なかなかできません。しかしながら、お金のかかるセラピーは難しい。その時はまず、環境をガラッと変える前に、今できる小さなセルフケア（自分だけの時間を作る、休息をとる、誰か一人でも率直に話せる相手を見つける、あるいは本書で紹介するセルフケア技法の数々）で力をちょっとでもチャージして、その次に環境を変えていき、そして本格的な治療を行う、という流れを私は推奨しています。

ケア（治療）とサポート（生活支援・環境への働きかけ）は両輪です。生活環境への働きかけなしに、どんな治療もセラピーも効果がありません。暴力や暴言や貧困の真っ只中にいる人に、診察室やセラピールームの中で話をきいてもらって「それはたいへんね。とても傷ついたわね。それではまた来週」と言われても治療になるわけがないからです。巻末の「ザンネンな支援者・専門家を見抜くためのチェクリスト」番外編に、「生活に関心のない治療者」を追記したいくらいです。

近年、対人援助の世界にも「自助」と「自己責任」の隙間風が吹き込んでいます。本書は、支援とのつながり方においては自助をすすめていますが、生き様においては頼ること・甘えること・依存先を増やすことを推奨しています。

本書をお読みの対人援助職のみなさま。私たちを探してくれるパワフルな当事者に甘えるのはもうやめにしましょう。自助という言葉は私たちにこそ必要です。

発達障害当事者のみなさま。生きづらさを抱えた女性のみなさま。どんどん甘えて、どんどん頼って、依存先を増やして、使えるものはなんでも使って、生きてください。みなさんがたくさん頼って甘えて生き延びるほど、この社会は人に優しくなっていきます。みなさんが不器用なまま「しなやかに」生きていくことが、この社会を変えていくのです。そのための弾力性を取り戻す一助として、この本がみなさまの傍に寄り添うことができたなら幸いです。

宇樹義子（そらき・よしこ）
1980年生まれ、千葉県出身。早稲田大学卒。発達障害当事者ライター。
高機能自閉症と複雑性PTSDを抱える。大学入学後、10年ほど実家にひきこもりがちに。30歳で発達障害を自覚するも、心身の調子が悪すぎて支援を求める力も出なかった。追いつめられたところで、幸運にも現在の夫に助け出される。その後発達障害の診断を受け、さまざまな支援を受けながら回復。在宅でライター活動を開始。2018年、河出書房新社『発達障害の人の「私たちの就活」：発達障害者の自立・就労を支援する本3』で紙媒体デビュー。2019年現在、精神医学などについての勉強を重ねつつ、LITALICO仕事ナビなどの福祉系メディアで活動。
公式サイト：https://sorakiyoshiko.com/　Twitter：@decinormal1

＃発達系女子の明るい人生計画

2019年9月20日初版印刷
2019年9月30日初版発行

著者　宇樹義子
発行者　小野寺優
発行所　株式会社河出書房新社
〒151-0051　東京都渋谷区千駄ヶ谷2-32-2
電話03-3404-8611（編集）　03-3404-1201（営業）
http://www.kawade.co.jp/

装丁　デザインルームワークス（若菜　啓）
DTP　株式会社コブラピクチャーズ（越智　紫）
編集協力　有限会社ディークリエイト（西垣成雄　宮崎守正）
印刷・製本　株式会社暁印刷

Printed in Japan ISBN978-4-309-24925-4